卫生部"十二五"规划教材
全国高等医药教材建设研究会"十二五"规划教材
全国高职高专教材　供五年一贯制护理学专业用

护理心理学

第2版

主　　编　蒋继国
副 主 编　张纪梅　贾丽萍
编　　者（以姓氏笔画为序）
　　　　　朱　红（山西职工医学院）
　　　　　刘　旬（菏泽医学专科学校）
　　　　　苏俊鹏（牡丹江医学院）
　　　　　吴　斌（皖西卫生职业学院）
　　　　　张纪梅（厦门医学高等专科学校）
　　　　　张渝成（重庆医药高等专科学校）
　　　　　贾丽萍（太原市卫生学校）
　　　　　蒋继国（菏泽医学专科学校）
　　　　　戴肖松（益阳医学高等专科学校）
学术秘书　刘　旬（菏泽医学专科学校）

人民卫生出版社

图书在版编目（CIP）数据

护理心理学/蒋继国主编. —2版. —北京：人民卫生出版社，2011.7
ISBN 978-7-117-14432-2

Ⅰ.①护… Ⅱ.①蒋… Ⅲ.①护理学：医学心理学—医学院校—教材 Ⅳ.①R471

中国版本图书馆 CIP 数据核字（2011）第 100030 号

门户网：www. pmph. com	出版物查询、网上书店
卫人网：www. ipmph. com	护士、医师、药师、中医师、卫生资格考试培训

护 理 心 理 学
第 2 版

主　　编：蒋继国
出版发行：人民卫生出版社（中继线 010-59780011）
地　　址：北京市朝阳区潘家园南里 19 号
邮　　编：100021
E - mail：pmph @ pmph. com
购书热线：010-67605754　010-65264830
　　　　　010-59787586　010-59787592
印　　刷：北京市卫顺印刷厂
经　　销：新华书店
开　　本：787×1092　1/16　印张：11
字　　数：268 千字
版　　次：2004 年 6 月第 1 版　　2011 年 7 月第 2 版第 14 次印刷
标准书号：ISBN 978-7-117-14432-2/R·14433
定价(含光盘)：22.00 元

打击盗版举报电话：010-59787491　E-mail：WQ @ pmph. com
（凡属印装质量问题请与本社销售中心联系退换）

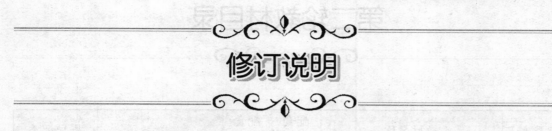

修订说明

第一轮全国高职高专五年一贯制护理学专业卫生部规划教材是由全国护理学教材评审委员会和卫生部教材办公室2004年规划并组织编写的,在我国高职高专五年一贯制护理学专业教育的起步阶段起到了非常积极的作用,很好地促进了该层次护理学专业教育和教材建设的发展和规范化。

全国高等医药教材建设研究会、全国卫生职业教育护理学专业教材评审委员会在对我国高职高专护理学专业教育现状(专业种类、课程设置、教学要求)和第一轮教材使用意见调查的基础上,按照《教育部关于加强高职高专教育人才培养工作的意见》等相关文件的精神,组织了第二轮教材的修订工作。

本轮修订的基本原则为:①体现"三基五性"的教材编写基本原则:基本理论和基本知识以"必须、够用"为度,可适当扩展,强调基本技能的培养。在保证教材思想性和科学性的基础上,特别强调教材的适用性与先进性。同时,教材融传授知识、培养能力、提高素质为一体,重视培养学生的创新能力、获取信息的能力、终身学习的能力,突出教材的启发性。②符合和满足高职高专教育的培养目标和技能要求:本套教材以高职高专护理学专业培养目标为导向,以护士执业技能的培养为根本,力求达到学生通过学习本套教材具有基础理论知识适度、技术应用能力强、知识面较宽、综合素质良好等特点。③注意与本科教育和中等职业教育的区别。④注意体现护理学专业的特色:本套教材的编写体现对"人"的整体护理观,使用护理程序的工作方法,并加强对学生人文素质的培养。⑤注意修订与新编的区别:本轮修订是在上版教材的基础上进行的修改、完善,力求做到去粗存精,更新知识,保证教材的生命力和教学活动的良好延续。⑥注意全套教材的整体优化:本套教材注重不同教材内容的联系与衔接,避免遗漏和不必要的重复。⑦注意在达到整体要求的基础上凸显课程个性:全套教材有明确的整体要求。如每本教材均有实践指导、教学大纲、中英文名词对照索引、参考文献;每章设置学习目标、思考题、知识链接等内容,以帮助读者更好地使用本套教材。在此基础上,强调凸显各教材的特色,如技能型课程突出技能培训,人文课程增加知识拓展,专业课程增加案例导入或分析等。⑧注意包容性:本套教材供全国不同地区、不同层次的学校使用,因此教材的内容选择力求兼顾全国多数使用者的需求。

全套教材共29种,配套教材15种,配套光盘12种,于2011年9月前由人民卫生出版社出版,供全国高职高专五年一贯制护理学专业师生使用,也可供其他学制使用。

第二轮教材目录

序号	教材名称	配套教材	配套光盘	主编	指导评委
1	人体结构学	√	√	杨壮来　牟兆新	赵汉英
2	病理学与病理生理学	√	√	陈命家	姜渭强
3	生物化学			赵汉芬	黄　刚
4	生理学			潘丽萍	陈命家
5	病原生物与免疫学	√		许正敏	金中杰
6	护理药理学	√	√	徐　红	姚　宏
7	护理学导论	√	√	王瑞敏	杨　红
8	基础护理技术	√	√	李晓松	刘登蕉
9	健康评估	√		薛宏伟	李晓松
10	护理伦理学			曹志平	秦敬民
11	护理心理学		√	蒋继国	李乐之
12	护理管理与科研基础	√		殷　翠	姜丽萍
13	营养与膳食			林　杰	路喜存
14	人际沟通			王　斌	李　莘
15	护理礼仪		√	刘桂瑛	程瑞峰
16	内科护理学	√	√	马秀芬　张　展	云　琳
17	外科护理学	√	√	党世民	熊云新
18	妇产科护理学	√	√	程瑞峰	夏海鸥
19	儿科护理学	√		黄力毅　张玉兰	梅国建
20	社区护理学			周亚林	高三度
21	中医护理学	√		陈文松	杨　军
22	老年护理学	√		罗悦性	尚少梅
23	康复护理学			潘　敏	尚少梅
24	精神科护理学		√	周意丹	李乐之
25	眼耳鼻咽喉口腔科护理学			李　敏	姜丽萍
26	急危重症护理学	√		谭　进	党世民
27	社会学基础			关振华	路喜存
28	护理美学基础		√	朱　红	高贤波
29	卫生法律法规			李建光	王　瑾

评审委员会名单

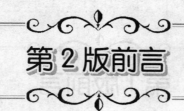

第2版前言

本教材是在第1版的基础上,以《教育部关于全面提高高等职业教育教学质量的若干意见》为指导思想,坚持教材编写"三基"、"五性"的原则,按照全国高等医药教材建设研究会、全国卫生职业教育护理学专业教材评审委员会和卫生部教材办公室的有关要求修订而成的。

本次修订以淡化理论、突出技能为原则,在保持第1版教材优点的前提下,对教材内容进行大幅度的优化、调整和完善,重点加强学生实践能力、职业能力的培养。对理论性较强的心理学基础知识内容进行了压缩,增加了与护理实践工作密切相关的实用技术内容,针对五年一贯制护理学专业的培养目标和技能要求以及其与本科教育和中职教育培养目标和培养对象的不同,恰当处理理论知识的深度和广度,加大技能知识的教学内容,编写中体现对"人"的整体护理观,加强对学生人文素质、心理素质以及综合素质的培养。

全书从整体上分为七部分共九章内容。第一部分即第一章,主要介绍护理心理学的概念、发展状况及特点,护理心理学的研究内容和方法,护理心理学相关心理学理论。第二部分即第二章,从心理过程和人格两个方面对心理学基础知识进行介绍,重点讲解正常的心理活动及其基本概念和特征。第三部分即第三章,介绍心理健康及心理健康教育知识,这既是本学科的必要,也是提高学生自身心理素质的需要。第四部分即第四章,主要介绍心理应激和心身疾病,阐述心理社会因素对健康和疾病的作用及其作用机制。第五部分即第五、六章,介绍临床心理护理的常用技术,包括心理评估技术和心理干预技术。第六部分即第七、八章,主要介绍临床心理护理的实践内容,系统阐述病人的心理、不同病症和不同年龄阶段病人的心理护理。第七部分即第九章,介绍护士角色人格特征、护士职业心理素质培养,应激对护士心身健康的影响等。

本教材适用于高职高专五年一贯制护理学专业学生,也可应用于高职高专三年制护理学专业教学。

由于护理心理学是一门新兴学科,无论是学科理论还是专业技能都需要进一步发展和完善。虽然参加编写的各位老师作出了很大的努力,但由于编写水平和知识、能力的限制,教材中难免存在一些缺陷和不足。因此,我们诚挚地希望各位同行和使用本教材的老师和同学们提出宝贵的意见和建议。

本教材在编写过程中得到了主审李乐之老师以及人民卫生出版社、菏泽医学专科学校、厦门医学高等专科学校等单位领导的大力帮助和支持,参加编写的各位老师付出了辛勤的劳动,在此一并致以衷心的感谢。

蒋继国

2011 年 6 月

第1版前言

2003年8月卫生部教材办公室在承德市召开了医学高等职业技术教育教材编写会议。会议上明确了护理学专业五年一贯制高等职业技术教育的培养目标和技能要求，指出教材的编写应以专业培养目标为导向，以职业技能培养为根本，满足护理学教育的学科需要、教学需要和社会需要；内容上以"必需、够用"为度，以"应用"为主旨，力求使学生掌握适度的基础理论知识、较强的技术应用能力，以适应21世纪医学教育改革和卫生事业发展的需要，培养综合素质高、知识面宽的高等技术应用性专门人才。

本教材结合五年一贯制高职护理学专业学生起点低、培养目标高，不同于中等职业护理和专业护理教育的特点，紧紧围绕教材编写"三基"（基础理论、基本知识和基本技能）、"五性"（思想性、科学性、先进性、启发性和适用性）的要求，注重全书的整体结构和编写的标准化、规范化；加强对基本知识、基础理论和基本方法的介绍，重点突出心理学知识与护理实践领域相关的内容，使学生在实际护理工作中全面树立系统化整体护理和心身统一的观点。

全书共分十章：第一章绪论探讨护理心理学的概念、发展简史以及护理心理学的研究内容和方法。第二章至第五章简要介绍心理学的基本知识和基础理论，按照心理学的最新模式展开介绍，突破传统对心理现象"知"、"情"、"意"的三分法，而把人的心理现象确定为"认知"、"情绪和动机"、"心理特性"等三个方面；强化当前关于心理学认知理论的内容，增加从信息加工角度阐述的内容。第六章至第十章重点介绍护理实践领域中的心理和行为问题，与护理工作相关的心理评估、心理治疗和干预技术，心理护理在临床护理工作中的应用。这部分内容包括第六章心理健康与心理应激、第七章心理评估、第八章心理治疗和心理咨询、第九章病人心理和护患关系、第十章心理护理。

护理心理学是一门起步晚、正在迅速发展中的新学科，虽然我们尽了最大努力，但由于水平有限，在教材中会出现一些缺点和不足之处。因此我们诚挚地希望广大师生提出宝贵的意见，并给予批评指正。

在教材的编写过程中，菏泽医学专科学校的领导给予了大力的支持和多方面的帮助，参加编写的各位老师付出了无私的奉献和辛勤的劳动，在此一并致以衷心的感谢。

蒋继国

2004年3月

目　录

第一章　绪论………………………………………………………… 1
　第一节　护理心理学概述………………………………………… 1
　　一、护理心理学的概念………………………………………… 1
　　二、护理心理学的研究内容…………………………………… 2
　第二节　护理心理学的发展……………………………………… 3
　　一、医学模式与护理心理学的发展…………………………… 3
　　二、国外护理心理学的发展及特点…………………………… 3
　　三、国内护理心理学的发展及特点…………………………… 5
　第三节　护理心理学相关心理学理论…………………………… 6
　　一、精神分析理论……………………………………………… 6
　　二、行为学习理论……………………………………………… 8
　　三、人本主义理论……………………………………………… 9
　　四、认知理论………………………………………………… 10
　　五、心理生物学理论（方向）……………………………… 11
　第四节　护理心理学的基本研究方法………………………… 12
　　一、观察法…………………………………………………… 12
　　二、调查法…………………………………………………… 13
　　三、测验法…………………………………………………… 13
　　四、实验法…………………………………………………… 13
　　五、个案研究法……………………………………………… 14
　　六、相关研究法……………………………………………… 14
第二章　心理学基础知识………………………………………… 15
　第一节　心理现象和心理实质………………………………… 15
　　一、心理现象………………………………………………… 15
　　二、心理实质………………………………………………… 16
　第二节　心理过程……………………………………………… 18
　　一、认知过程………………………………………………… 19
　　二、情绪过程………………………………………………… 31
　　三、意志过程………………………………………………… 35
　第三节　人格…………………………………………………… 38
　　一、人格概述………………………………………………… 38

二、人格倾向性 ……………………………………………………………………… 39

三、人格特征 ……………………………………………………………………… 43

四、自我意识 ……………………………………………………………………… 47

第三章 心理健康 ………………………………………………………………… 49

第一节 心理健康概论 ………………………………………………………… 49

一、心理健康的概念和标准 ……………………………………………… 49

二、心理健康教育 ………………………………………………………… 52

第二节 儿童及青少年心理健康 …………………………………………… 54

一、优生与胎教 …………………………………………………………… 54

二、乳儿期心理健康 ……………………………………………………… 55

三、婴儿期心理健康 ……………………………………………………… 55

四、幼儿期心理健康 ……………………………………………………… 56

五、儿童期心理健康 ……………………………………………………… 56

六、少年期心理健康 ……………………………………………………… 57

第三节 成人期心理健康 …………………………………………………… 59

一、青年期心理健康 ……………………………………………………… 59

二、中年期心理健康 ……………………………………………………… 60

三、老年期心理健康 ……………………………………………………… 62

第四章 心理应激和心身疾病 ………………………………………………… 65

第一节 心理应激与危机干预 ……………………………………………… 65

一、应激 …………………………………………………………………… 65

二、应对 …………………………………………………………………… 72

三、危机干预 ……………………………………………………………… 74

第二节 心身疾病 …………………………………………………………… 76

一、心身疾病概述 ………………………………………………………… 76

二、常见的心身疾病 ……………………………………………………… 77

第五章 护理中常用的心理评估技术 ………………………………………… 83

第一节 心理评估概述 ……………………………………………………… 83

一、心理评估的概念 ……………………………………………………… 83

二、心理评估在护理工作中的作用 ……………………………………… 83

三、护士实施心理评估的原则和注意事项 ……………………………… 84

第二节 心理评估的常用方法 ……………………………………………… 85

一、观察法 ………………………………………………………………… 85

二、访谈法 ………………………………………………………………… 86

三、心理测验 ……………………………………………………………… 88

第三节 护理中常用的心理测验 …………………………………………… 90

一、智力测验 ……………………………………………………………… 90

二、人格测验 ……………………………………………………………… 91

三、评定量表 ……………………………………………………………… 92

第六章 护理中常用的心理干预技术 ………………………………………… 95

第一节　心理干预概述 …………………………………………… 95
　一、心理干预的概念 …………………………………………… 95
　二、心理干预的种类及范围 …………………………………… 95
　三、心理干预的原则及注意事项 ……………………………… 97
第二节　护理工作中常用的心理干预技术 …………………… 99
　一、心理支持与疏导 …………………………………………… 99
　二、认知调整与教育 ………………………………………… 102
　三、行为训练 ………………………………………………… 104
第七章　病人心理 ……………………………………………… 109
第一节　病人角色 …………………………………………… 109
　一、病人角色概述 …………………………………………… 109
　二、病人角色的适应与偏差 ………………………………… 111
第二节　病人心理 …………………………………………… 112
　一、病人的心理需要 ………………………………………… 112
　二、病人常见的心理反应 …………………………………… 113
第八章　心理护理 ……………………………………………… 118
第一节　心理护理概述 ……………………………………… 118
　一、心理护理的概念与特点 ………………………………… 118
　二、心理护理的目标 ………………………………………… 120
　三、心理护理的原则 ………………………………………… 120
　四、心理护理的基本方法 …………………………………… 121
第二节　不同病症病人的心理护理 ………………………… 122
　一、急性病病人的心理护理 ………………………………… 122
　二、慢性病病人的心理护理 ………………………………… 123
　三、手术病人的心理护理 …………………………………… 124
　四、恶性肿瘤病人的心理护理 ……………………………… 126
　五、传染病病人的心理护理 ………………………………… 127
　六、重症监护病人的心理护理 ……………………………… 128
　七、疼痛病人的心理护理 …………………………………… 128
第三节　不同年龄阶段病人的心理护理 …………………… 130
　一、儿童病人的心理护理 …………………………………… 130
　二、青年病人的心理护理 …………………………………… 131
　三、中年病人的心理护理 …………………………………… 132
　四、老年病人的心理护理 …………………………………… 132
第九章　护士心理 ……………………………………………… 135
第一节　护士心理概述 ……………………………………… 135
　一、护士角色人格的概念及特征 …………………………… 135
　二、护士角色人格的种类 …………………………………… 136
　三、护士角色人格的形象 …………………………………… 137
第二节　护士的职业心理素质 ……………………………… 138

一、护士应具备的职业心理素质…………………………………… 138
二、护士职业心理素质的养成……………………………………… 139
第三节　护理工作中的应激问题…………………………………… 140
一、护理工作常见的应激源………………………………………… 140
二、应激对护士心身健康的影响…………………………………… 141
三、护理工作应激的处理…………………………………………… 142

实践指导………………………………………………………………… 144
实践一　人的心理行为……………………………………………… 144
实践二　心身相关…………………………………………………… 144
实践三　心理测验…………………………………………………… 144
实践四　心理评估…………………………………………………… 145
实践五　心理干预…………………………………………………… 145
实践六　心理护理程序……………………………………………… 145

附录……………………………………………………………………… 146
附录一　症状自评量表（SCL-90）………………………………… 146
附录二　焦虑自评量表（SAS）…………………………………… 148
附录三　抑郁自评量表（SDS）…………………………………… 149

护理心理学教学大纲…………………………………………………… 150
中英文名词对照索引…………………………………………………… 154
参考文献………………………………………………………………… 159

第一章 绪 论

·学习目标·

1. 掌握护理心理学、医学模式的概念以及生物-心理-社会医学模式的观点。
2. 熟悉护理心理学的研究内容及研究方法。
3. 了解护理心理学的发展特点及相关心理学理论。

　　随着现代生物-心理-社会医学模式和系统化整体护理模式的产生和发展，以及人类对健康需求的不断变化，护理专业承担着更多维护人类心身健康的使命，其社会功能也发生了巨大变化。一方面，护理人员必须把评估病人的心理反应、观察病人的情绪变化、满足病人的心理需要、干预病人的心理危机，为病人建立良好的心理环境等作为临床护理的重要目标；另一方面，护理人员还要把维护自身心身健康、优化职业心理素质等作为长期的专业发展目标。因此，学习护理心理学理论和知识、掌握心理护理技术已成为护理人员的时代需要。

第一节　护理心理学概述

　　心理学是研究人的心理现象或心理活动规律的科学；护理学是以维护、促进、恢复人类健康为目标的科学。由此可见，心理学和护理学有一个共同之处，它们都是以人作为主要的研究和服务对象。随着现代护理学的发展，将心理学知识、理论和技术应用于现代护理领域，在心理学中就产生了一个新的分支学科——护理心理学。

一、护理心理学的概念

　　护理心理学（nursing psychology）是护理学和心理学相结合的一门交叉学科，是研究护理人员和护理对象的心理活动特点、规律，解决临床护理实践中的心理行为问题，从而实现最佳护理的一门学科。从护理心理学的研究范围来看，涉及了多学科知识和技术的交叉、融合，因此护理心理学既是护理学的一门基础性学科，研究护理工作中的心理行为问题，包括护理对象的心理行为特点、各种疾病的心理行为学基础和心理行为变化等；也是护理学的一门应用性学科，将心理学系统知识，包括理论和技术，结合护理工作实践，应用到临床护理工作的各个方面，指导护理人员依据护理对象的心理活动规律实施心理护理，从而实现系统化整体护理。

二、护理心理学的研究内容

护理心理学的研究对象包括护理对象和护理人员两大部分，其中护理对象包括病人、亚健康状态的人、健康人。为此，其研究内容主要有以下方面：

（一）研究护理对象的心理行为特征以及心理护理理论和技术

心理护理已成为现代护理模式和护理程序中的一项重要内容。不同年龄和性别的人由于他们的成熟状态和社会经历不同，所充当的社会角色不同，患病后的心理反应也会各有差异。病人的社会背景、经济状况也会影响他们的心理活动，各类病人的心理变化差异也很大。病人躯体方面的任何疾病都有可能引起心理上的障碍。因此，护理人员需要研究各种疾病病人心理行为变化的一般规律和特殊的心理变化。研究心理护理与整体护理的关系，从护理程序的角度去研究心理护理的实施过程和方法，更需要学习一些心理学知识，以便针对不同病人的心理特征采取相应的心理护理措施，实施心理护理技术，这样才能使系统化整体护理取得更好的效果。

（二）研究心理评估和心理干预的理论和技术

系统化整体护理要求护理人员有更多的时间接触病人，评估病人生理和心理方面的问题并采取相应的干预措施。国内外已发展了许多心理评估技术，用于定量评估病人的智力、人格、临床症状、治疗效果等。很多心理干预技术，如应对、心理治疗和心理咨询已成为干预和解决病人心理问题的重要方法，并且作为一门独立和专门的技术应用于临床各科的护理工作中。因此，掌握这些技术能有效地帮助护理人员了解病人在认知、情绪、人格、行为等方面存在的心理问题，明确心理干预和评估心理护理的效果，还可以为护理科研提供一些有用的客观评价工具。

（三）研究心理社会因素对健康和疾病的作用以及疾病对心理活动的影响

大量心理社会因素如急性或慢性应激事件等是许多疾病如冠心病、高血压、溃疡病等的致病和诱发因素，同时对于疾病的进程、预后、配合治疗的程度和疗效以及病人和其家属的生活质量也会产生不同程度的影响。此外，无论什么病，均会对病人的心理活动产生不良影响，而那些严重的疾病如恶性肿瘤、精神病等则常常导致病人产生严重的心理障碍。因此，如果护理人员了解心理社会因素和生物因素对疾病的不同影响及其相互作用，在临床护理实践中就能更好地对病人进行系统护理，促使病人早日康复。

（四）研究心理健康教育的维护和促进以及护理人员心理素质的培养

现代护理学已将服务范围由医院扩大到社区，将服务对象由病人扩大到健康人，工作性质由对疾病的护理和治疗扩大到治疗与预防并重。因此，对病人和病人家属以及其他具有潜在问题的健康人进行健康教育已成为系统化整体护理的一项重要任务。对健康人进行适当的心理健康教育，能帮助人们预防某些心理问题的出现，或一旦出现心理问题便能及时地寻求帮助；适当的心理健康教育也能帮助人们对某些疾病产生正确的认识，消除由于错误认识而产生的恐惧情绪。护理工作中也存在着很多不可预料和控制的事件和刺激，护理人员与病人及其家属接触也最多，对病人的健康担负着重要责任，因此护理人员具有较高的应激危险性。持续高水平的应激对护理人员的心身健康和工作质量有显著影响，因而现代护理工作对护理人员的心理素质提出较高的要求，良好稳定的心理素质也是做好护理工作的前提和保证。研究护理人员应具备的优良的心理素质以及如何培养这些心理素质、如何进行有效的心理调适等也是护理心理学的一项重要任务。

第二节 护理心理学的发展

一、医学模式与护理心理学的发展

医学模式（medical model）是指医学的主导思想，是某一时代的各种医学思想的集中反映，包括疾病观、健康观等。一种医学模式影响着医学工作的思维及行为方式，使它们带有一定的倾向性和行为风格，从而也影响医学工作的结果。护理心理学的发展正是适应了现代医学和护理学从传统的生物医学模式向现代生物-心理-社会医学模式转变的需要，从而使护理心理学与现代医学模式在对健康和疾病的认识上达到一致。

生物-心理-社会医学模式（bio-psycho-social medical model），是由美国医生恩格尔（Engel GL）提出的，1977 年他在《科学》杂志上发表了《需要一种新的医学模式——对生物医学的挑战》的文章，对生物-心理-社会医学模式的特点作了全面的分析和说明。它是一种系统论和整体观的医学模式，要求医学把人看成一个多层次的、完整的连续体，在健康和疾病的问题上，要同时考虑生物、心理、行为以及社会各种因素的综合作用。其主要观点是：①人或病人是一个完整的系统，通过神经系统的调节保持全身各系统、器官、组织、细胞活动的统一；②人同时具有生理活动和心理活动，心、身是互相联系的，心理行为活动通过心身中介机制影响生理功能的完整性，同时生理功能也影响个体的心理功能，因此在研究疾病和健康的同时应注意心身两方面因素的影响；③人与环境是紧密联系的，人不仅是自然的人，而且也是社会的人，社会环境因素如文化、职业、家庭、人际关系以及自然环境因素如气候、污染等都对人的身体和心理健康产生影响；④心理因素在人类调节和适应功能活动中有能动作用，人作为一个整体包括社会环境、自然环境和个体的内环境会随时做出适应性调整，以保持健康状态。在这种适应性调整过程中，人可以通过认识和行为做出一些主动的适应性努力。生物-心理-社会医学模式的核心在于有关心理学、社会学知识对医学的补充和有机结合，而护理心理学则是这种补充和结合的具体实践的产物，是在现代医学模式的影响下形成和发展壮大的，同时护理心理学的产生、发展对促进生物医学模式向生物-心理-社会医学模式转变，对人类健康的维护和疾病的防治将产生重要的促进作用。

现代护理学也适应医学模式转变的需要，相应的从功能制护理转变为系统化整体护理，即护理工作的重点从疾病护理转变为以人为中心的整体护理，由此实现了以服务对象为中心，以解决服务对象的健康问题为目标的护理功能，护理理论与实践扩展到了人的心理、行为、社会等方面，形成了护理心理学的完整理论体系和实践内容，从而极大地促进了护理科学的发展。

二、国外护理心理学的发展及特点

护理学的先驱——南丁格尔（Nightingale F, 1820—1910）最早提出心理护理，她针对传统护理观念的弊端，根据对护理工作的独到见解，创立了全新的护理观念，认为："各种各样的人，由于社会职业、地位、民族、信仰、生活习惯、文化程度等不同，所患疾病与病情也不同，要使千差万别的人都达到治疗或康复所需要的最佳身心状态，是一项最精细的艺术。"她提出护士必须"区分护理病人与护理疾病之间的差别，着眼于整体的人"。之后，一些专家学者逐渐认识到加强病人的健康教育以及让病人保持生理和心理平衡的重要意义。他们先后提出：护理包括"加强健康教育，对病人及其环境、家庭、社会的保健"；护理是给需要的人们"提供解除压力的技术，使其恢复原有的自我平衡"；"护理就是帮助"等新型护理观念，改变了护理学领域只重视技术操作的状况。20 世纪 50、60 年代，美国的护理学家率先提出了"护理程序"的概念，以"应重视人是一个整体，除生理因素以外，心理、社会、经济等方面的因素都会影响人的健康状态和康复程度"的新观点来重新认识护理工作的对象，进一步提出了"在疾病护理的同时，重视人的整体护理"的专业发展新目标。在临床护理实践中，以护理程序为核心，对病人生理、心理、社会等方面资料进行全面评估，进而做出护理诊断，制订将病人心身视为整体的护理计划并付诸实施。

为了提高护理专业人才适应人类健康事业发展需要的能力，一些发达国家和地区在逐步普及高等护理教育的同时，根据现代护理人才的培养目标对专业教育的课程设置及人才的知识结构进行了大幅度调整，特别强调护理人员应具有丰富的包括心理学在内的人文社会学科知识。欧美等发达国家的护理教育，在课程设置中显著增加了心理学课程的比重；美国四年制专科护理教育的课程体制中平均有近百学时的心理学课程内容，包括普通心理学、生理心理学、社会心理学、变态心理学、临床心理治疗学等，培训中特别强调护患关系及治疗性沟通对病人心身康复的重要性及护理人员的沟通技能训练。

护理学科的迅速发展和护理实践的不断变革，使得作为护理学重要组成部分的护理心理学也得到了前所未有的发展。因此国外护理心理学的发展呈现以下特点：

1. 强调心身统一，心理学融入护理学实践　以人的健康为中心的整体护理的核心就是心理护理。20 世纪 80 年代以来，人们不仅对身体舒适的要求不断提高，而且要求心理上的舒适与健全。2005 年，北美护理协会（NANDA）通过的 172 种护理诊断中，有一半以上的护理诊断与心理社会功能有关。国外护理心理学主张：把疾病与病人视为一个整体；把"生物学的病人"与"社会心理学的病人"视为一个整体；把病人与社会及其生存的整个外环境视为一个整体；把病人从入院到出院视为一个连续的整体。因此这种整体护理思想带来了护理实践领域的一系列变化，护理实践中融入了大量心理学内容，表现为：护理工作的主动性增加，从被动的疾病护理转变为护士围绕病人的需求，运用护理程序系统地从生理、心理、社会及文化等方面对病人实施整体护理；护理工作除了执行医嘱和各项护理技术操作之外，还要注重心理、社会状况和文化对病人疾病转归和健康的影响，从而帮助病人最大程度地达到生理与心理新的平衡与适应；护理人员的角色不仅仅是病人的照顾者，更多的是担当病人的教育者、咨询者和病人健康的管理者；病人有机会参与对其治疗和护理方案的决策等。

2. 应用心理疗法开展临床心理护理　国外护理心理学研究的一个重要特点是将心理疗法应用于临床心理护理实践。常用的方法有：音乐疗法、松弛训练法、认知行为疗法等。在应用心理疗法进行心理护理的过程中，国外还非常重视应用的效果，很多研究采用心理量表进行对照测验，取得了肯定的效果。

3. 开展量化和质性研究　运用量化研究揭示病人及其家属和护士自身的心理特点、心理干预策略和心理护理效果评价，是国外护理心理学的主要研究方法。此外，质性研究也广泛地应用于心理护理理论与实践研究，研究方法以参与观察、无结构访谈或深度访谈为主。分析方式以归纳法为主，强调研究过程中护理人员的自身体验，主要以文字化描述为主。这些研究的开展提高了护理心理学的科学性和实践价值。

三、国内护理心理学的发展及特点

20 世纪 80 年代初期，责任制护理开始引入我国并逐步推广和实施，对我国护理教育的发展产生了深刻的影响。1981 年刘素珍撰文提出"应当建立和研究护理心理学"，我国护理心理学的研究逐步深入，其科学性以及在临床护理工作中的重要性受到人们的普遍认识和接受，并引起学术界及卫生管理部门的高度重视。从此，各层次护理教育中逐步增加了护理心理学内容，并由最初的知识讲座很快过渡为系统讲授的必修课程。同时，国内各种类型研讨会、学习班的举办，各护理期刊开设心理护理栏目，刊登具有指导意义的学术文章，《护理心理学》教材及学术专著陆续出版，为护理心理学的普及和专业教学提供了基本保障。经过多年教学、临床实践和专题研究，一支心理学理论扎实、临床实践经验丰富、科研学术水平较高的专业人才队伍已初步形成。国内护理心理学的发展呈现以下特点：

1. 学科建设日趋成熟和完善　1991 年，人民卫生出版社的高等医学院校教材《医学心理学》，将护理心理学归为医学心理学的一个分支学科。1995 年 11 月，中国心理卫生协会护理心理学专业委员会在北京成立，护理心理学从此有了最高层次的学术机构。1996 年，在全国高等教育护理学专业教材编审委员会上将护理心理学从医学心理学中分离出来，正式命名为《护理心理学》，并将其列为"九五"国家重点教材，由此护理心理学成为护理学专业教育中一门独立的学科。护理心理学作为一门具有心理学本质属性、应用于护理实践的新兴独立学科，在进一步确定学科发展目标、构建独特理论体系、改革实践应用模式的过程中逐渐走向成熟，从此我国护理心理学的学科建设步入了新的历史发展时期。

2. 科研活动广泛开展　随着生物-心理-社会医学模式的确立，临床护理已由单纯的躯体护理转变为心身整体护理，护理心理学的地位和作用日益突出。广大临床护理人员积极开展临床心理护理的应用研究，探索病人的心理活动共性规律和个性特征的各类研究设计，取代了以往千篇一律的经验总结，前瞻性研究逐渐增多，对心理诊断、心理护理程序、心理评估体系以及护理人员人才选拔和培养的研究也得到了进一步重视和加强。

3. 临床常用心理评定量表的应用　临床常用心理评定量表的应用是目前护理心理学研究的热点，通过心理卫生评定量表对群体、个体心理和社会现象进行观察，并对观察结果以数量化的方式进行评价和解释，是心理卫生工作者客观准确地评估被测群体和个体的心理特征和行为特点的手段之一。心理评定量表在心理护理评估中的广泛应用，使心理护理临床工作和理论研究更加快速和简便，研究更具有科学性，用客观量化替代主观评价并借此作为制定干预对策的依据，关注干预质量与效果，已成为我国临床心理护理的一个发展方向。

4. 临床心理护理突出个性心理特征　随着护理心理学理论及心理护理方法研究的不断深入，近年来逐步开展了临床心理护理个案研究，特别是认识到突出个性心理特征在心理护理中的重要性。不同气质、性格的病人对疾病承受能力、反应方式及在病房里的表现不同，社会角色和社会经历不同，疾病的心理活动规律也有极大差异。护理人员在掌握了病人一般心理活动规律后，对千差万别的个体应实施有针对性的个性化护理。

第三节 护理心理学相关心理学理论

护理心理学吸取了多种心理学理论，每种理论可解释护理心理学理论和护理临床实践中某些方面的问题。

一、精神分析理论

精神分析理论又称心理动力学理论，由奥地利精神病学家弗洛伊德于 19 世纪末创立，主要包括意识层次理论、人格结构理论和精神动力学理论。

（一）意识层次理论

弗洛伊德把人的心理活动分为意识、前意识和潜意识三个层次（图 1-1）。

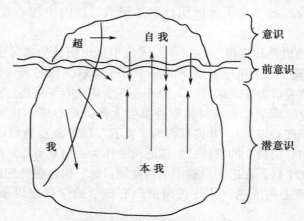

图 1-1 精神分析理论结构示意图

1. 意识（conscious） 是与语言（即信号系统）有关的，是心理活动中与现实联系的那部分，能被自我意识所知觉。它是人们当前能够注意到的那一部分心理活动，如感知觉、情绪、意志、思维等，以及可以清晰感知到的外界各种刺激等。意识使个体保持对环境和自我状态的知觉，对人的适应有重要作用。一些躯体疾病或精神疾病会影响到意识的功能，如严重的中枢神经系统疾病会降低意识水平，严重的精神疾病也会影响到个体对环境及自身状态的知觉而出现各种精神症状。

2. 前意识（preconscious） 介于意识和潜意识之间，主要包括目前未被注意到或不在意识之中，但通过自己集中注意或经过他人的提醒又能被带到意识区域的心理活动和过程。

3. 潜意识（unconscious） 又称无意识，是指个体无法直接感知到的那一部分心理活动，这部分内容通常是不被外界现实、道德、理智所接受的各种本能冲动、需求和欲望，或过去明显导致精神痛苦的事件，如已经被遗忘的童年时期不愉快的经历、心理的创伤等。潜意识虽然不被意识所知觉，但它是整个心理活动中最具动力性的部分，几乎是各种精神活动的原动力，即人的行为的真正动力在潜意识。潜意识的精神能量长期受到过分的压抑是导致一些心理和行为障碍的因素之一。

精神分析理论认为，意识、前意识和潜意识是人的基本心理结构，它们在个体适应环境的过程中各有其功能，人的各种心理、行为并不是完全由个体的意志决定的，而是由潜意识的欲望、冲动等决定的。被压抑到潜意识中的各种欲望或观念，如果不能被允许进入到意识，就会以各种变相形式出现，如心理、行为或躯体的各种病态。

（二）人格结构理论

精神分析理论认为，人格由本我、自我和超我三部分构成。

1. 本我（id）　存在于潜意识深处，是人格中最原始的部分，代表人们生物性的本能冲动，主要是性本能和攻击本能。本我具有要求即刻被满足的倾向，遵循所谓的"快乐原则"。本我的心理过程是人类非理性心理活动的部分，即不遵循现实的逻辑思维和推理、可以超越时空的限制、不顾后果、任意否认，大多表现在人类的梦、游戏和幻想甚至艺术创作中。在婴儿及儿童的行为中，更多体现为本我的表现。

2. 自我（ego）　大部分存在于意识中，小部分是无意识的。自我是人格结构中最重要的部分，自我的发育及功能决定着个体心理健康的水平。自我遵循着"现实原则"，调节和控制"本我"的活动。可以说自我是人格的执行部门，它设法在外部环境许可的情况下满足本我的欲求，使两者保持平衡。自我通过对环境的良好适应体现着个体心理健康的水平，也是判断个体人格成熟水平的重要标志。

3. 超我（superego）　类似于良心和道德，具有良知、理性等含义，大部分属于意识。超我是在长期的社会生活过程中，由社会规范、道德观念等内化而成，遵循"至善原则"。超我能对个体的动机行为进行监督管制，使人格达到社会要求的完善程度。

弗洛伊德认为人格是由本我、自我和超我三部分交互作用构成的，是在企图满足潜意识的本能欲望和努力争取符合社会道德标准两者长期冲突的相互作用中发展和形成的。即"自我"在"本我"和"超我"中间起协调作用，使两者之间保持平衡，如果两者之间的矛盾冲突达到"自我"无法调节的程度，就会产生各种精神障碍和病态行为。

（三）精神动力学理论

又称性本能理论，弗洛伊德受19世纪工业革命的影响发展了精神能量的概念，精神能量即力比多，这里的力比多不只是性本能，而是代表各种潜意识的生物能量，也称为内驱力。精神动力学观点认为，个体所有的精神能量是恒定的，并动态地在人格的各个部分之间切换，驱动不同的心理和行为方式。精神能量还可以在思维、情感、行为及躯体的层面上得到释放。一种形式的释放受到过分压制，就会引起另一种形式的过度释放。如一个人的负性情绪受到过分压抑，就会出现躯体的功能性症状，这是临床上解释一些躯体形式障碍病人的心理理论之一。

弗洛伊德强调个人早期生活经验对人格发展的影响。他认为人格发展要经过5个时期：①口腔期，从出生到1岁半左右，此期婴幼儿以吸吮、咬和吞咽等口腔活动为主来满足本能和性的需要；②肛门期，1岁半到3岁，此期儿童性欲望的满足主要来自于肛门或排便过程；③性器期，3岁至7岁，此期儿童性生理的分化导致心理的分化，儿童表现出对生殖器的极大兴趣，性需求集中于性器官本身；④潜伏期，7岁至青春期，此期儿童的兴趣转向外部世界，参加学校和团体的活动，与同伴娱乐运动，发展与同性的友谊，满足来自于外界、好奇心、知识、娱乐和运动等；⑤生殖期，此期性需求从两性关系中获得满足，有导向地选择配偶，成为较现实的和社会化的成人。弗洛伊德认为在每一个时期都可能发生人格三部分的冲突，解决不好就可能产生人格障碍或成为心理疾病。

弗洛伊德创立的精神分析理论主要依赖于他对心理障碍尤其是神经症的研究，主要贡献在病理心理学领域。在当时，不仅消除了人们对心理障碍的神秘感和超自然解释，还开创了全新的研究领域，尤其开创了以精神分析疗法为代表的深层次心理治疗。

二、行为学习理论

行为学习理论是由美国心理学家华生（Watson JB，1878—1958）于 20 世纪 20 年代创立的，也称行为学派。该理论认为行为是个体活动中可以直接观察的部分，只有行为才是可以直接观察并可以进行科学研究的对象，因此心理学应该是研究行为的科学，并提出"刺激-反应（S-R）"行为公式。新行为主义心理学家斯金纳（Skinner BF，1904—1990）等通过大量的研究，扩大了对行为含义的理解，将行为理解为个体内在的和外在的各种形式的运动，还包括主体体验、意识等心理活动和内脏活动。认为不仅外显的行为动作可以进行观察和研究，那些内在的心理活动和内脏活动也可以通过一定的途径被观察或研究。

行为学习理论主要包括经典条件反射、操作条件反射、内脏操作条件反射和社会学习理论。

（一）经典条件反射

20 世纪初，巴甫洛夫（Pavlov I，1849—1936）用食物作为非条件刺激，用铃声作为条件刺激（无关刺激），经过条件刺激和非条件刺激反复结合，使狗产生了唾液分泌反应，这种条件反射过程不受个体随意操作和控制，属于反应性行为，称为经典条件反射作用。经典条件反射理论强调环境刺激（S）对行为反应（R）的影响。任何环境刺激，都可通过经典条件反射作用机制影响行为（包括内脏活动、心理活动和社会行为）。据此，许多正常或异常行为可以通过经典条件反射作用而获得。

（二）操作条件反射

操作条件反射理论来自斯金纳等人的实验。实验过程如下：在实验箱内安装了杠杆，按压杠杆可以从旁边盒子里掉出食物。实验中，饥饿的老鼠在实验箱内可产生一系列行为反应（如按压杠杆、乱窜、乱咬等），但其中只有一种行为反应即按压杠杆的动作（R）出现时，才会立即获得食物（结果），这一结果对老鼠按压杠杆的行为起到一种强化作用。经过多次以后，便形成了条件反射，老鼠就逐渐学会了一到实验箱里，就主动进行按压杠杆这一取食行为。行为的结果对行为本身产生强化作用，因此任何与个人需要相联系的环境刺激，只要反复出现在某一种行为之后，都可能对这种行为产生影响。操作条件反射理论认为人类许多正常或异常的行为反应，如各种习惯或症状，都可以通过操作条件反射作用而形成或改变。

（三）内脏操作条件反射

1967 年，米勒（Miller NE）进行了内脏学习实验，证实了内脏反应也可以通过操作性学习加以改变，他的实验也称为内脏操作条件反射。在实验中，米勒采取给予食物强化的方式，对动物的某一内脏反应如心率的下降（R）进行奖励（S），经过这种选择性的定向训练之后，结果动物就逐渐学会了"操作"这种内脏行为，使心率下降。内脏操作条件反射理论认为人类可以学会有意识地控制各种内脏活动，如临床某些心身症状的产生，像心动过速、肠蠕动增加、哮喘等可能与个体的意识性操作有关。

（四）社会学习理论

社会学习理论是由美国社会心理学家班杜拉（Bandura A）等人提出的，认为人类的许多行为都不能用传统的学习理论来解释，现实生活中的个体在获得习惯行为的过程中并不能都得到强化。班杜拉把依靠直接经验的学习和依靠间接经验的学习（观察学习）综合起来说明人类的学习。观察学习是社会学习的一种最主要形式，人类的大量行为都是通过观察他人的行为以后进行模仿学习学会的。模仿学习可分为主动和被动两种类型。主动模仿学习是指学习者不仅观看被模仿者的表现，而且参与其中，与模型一起进行学习；被动模仿学习是指只看被模仿者的行为表现但不直接参与其活动。班杜拉认为，如果给那些有行为问题的人提供模仿学习的机会，就有可能改变他们的不良行为，建立健康的行为。

示范作用是另一种行为学习理论，认为人可以通过对一个具体模型的行为活动的观察和模仿，学会这一种新的行为类型，而不强调刺激和反应之间的联系。例如，儿童甲接受注射时表现很坚强，那么后面紧接着轮到注射的儿童乙由于观察了儿童甲的表现，也可能表现得很坚强，随之丙、丁等儿童由于示范作用一个个也都可能表现得较坚强。

根据示范作用理论，人类的许多行为特别是社会行为可以通过示范作用而形成。影响示范作用的因素很多，示范者地位高、敌对或攻击性行为最容易被模仿，受到奖赏的行为比受到惩罚的行为更容易被模仿。人类的许多行为可以通过示范作用而形成，疾病角色行为的形成和示范作用有一定关系，手术后病人的疼痛、呻吟、应付方式对同室其他病人可能产生示范作用。因此，在对临床病人的治疗、护理和指导以及对儿童病人的教育中应注意发挥积极地示范作用。

行为学习理论认为，人的正常的或病态的行为（包括外显的和伴随的心身反应），都可以通过学习而形成。学习是支配人的行为和影响心身健康的一个重要因素。如果对行为学习的各个环节进行干预，可以矫正不恰当行为，进而治疗和预防一些疾病。其意义主要有：①某些适应不良行为可以用学习理论来解释，这些解释大多有实验依据，有助于消除人们对异常行为的偏见；②行为观点的形成是基于严格控制的心理实验所发现的事实，而不只是依据推理，与精神分析理论相比，行为主义理论更客观；③行为学习理论为心理障碍的治疗提供了有效的方法。

三、人本主义理论

人本主义心理学在 20 世纪 50 年代兴起于美国并迅速发展，代表人物是马斯洛（Maslow AH，1908—1970）和罗杰斯（Rogers C，1902—1987）。人本主义心理学理论以现象学和存在主义为基础，重视研究人的本性、动机、潜能，关注人的价值与尊严，反对行为主义的机械决定论和精神分析的生物还原论，被称为心理学的"第三种力量"。其理论主要有马斯洛的需要层次论和罗杰斯的自我论。

（一）需要层次论

马斯洛把动机看做是人类生存成长的内在动力，将人类的需要划分为五个层次，即生理需要、安全需要、归属和爱的需要、尊重需要和自我实现的需要，认为需要的性质决定着动机的性质。自我实现的需要是个体成长中对未来目标和境界追求的动机或愿望，使个体朝着完美和完善的方向发展。人本主义理论中的一个重要概念是自我实现。马斯洛认为，自我实现就是一个人力求变成他能变成的样子。他认为自我实现有两个含义：①完美人性的实现，完美人性是指人类共性的潜能，包括友爱、合作、求知、审美、创造等特性，这些潜能得到充分的发展就是完美人性的自我实现；②个人潜能的实现，个人潜能是指个人可能发展的潜在能力，存在个体差异的个人潜能得到充分的发展就是个人潜能的自我实现。

（二）自我论

自我论是罗杰斯人格心理学的基本理论，他认为自我是人格形成、发展和改变的基础，是人格能否正常发展的主要标志。罗杰斯认为，婴儿没有自我概念，随着个体成长逐渐分化形成自我。他认为每个人心中有两个自我，一个是实际的自我，另一个是理想的自我，即他打算成为的自我。如果两种自我有很大重合或相当接近，人们的心理是健康的；反之，如果两种自我之间评价差距过大，就容易出现心理问题。罗杰斯认为追求积极的关注，即个体从他人处得到温暖、同情、关心、尊敬、友爱、认可等是人类普遍的需要。个体发展首先从父母处获得积极关注，孩子习得了服从父母旨意就能获得关注（条件性积极关注），这种获得积极关注的条件，就是"价值条件"，儿童反复体验这些条件，就会内化成自我的一部分，即将他人的评价内化为自我的评价（自我概念），当这些自我概念和周围现实不协调时，就会出现心理障碍。罗杰斯认为，自我不协调的原因是条件性积极关注所致，因此他提倡用"无条件性积极关注"（即对儿童各种行为都给予关注，不加批判地接受，不作"好"、"坏"的条件评价），创造平等、真诚、协调、理解的环境，从而帮助儿童实现态度和行为转变。

马斯洛的"需要层次论"和罗杰斯的"自我论"都认为人的本质是要发挥自己的潜能，实现自己的理想。马斯洛强调自我实现的人性论，即主张人性本善，指出人的潜能具有建设性地成长和实现的倾向。罗杰斯认为每个人都有与生俱来的积极的、乐观的人性观，认为人的本性是向善的、向上的。他把人的意识经验看做行为的基础，强调对人性的积极看法，认为各种心理疾病产生的机制是由于社会环境不良，阻碍了个体的自我实现，使"理想的自我"和"现实的自我"差距扩大，两者冲突所致。

人本主义心理学为心理学研究提供了一个全新的视角，即关注个体的需要和自我实现的人生价值，关注人的潜能并为潜能开发提供条件。它为心理咨询和心理治疗提供了重要的和有价值的方法，包括真诚、同情和积极关注来访者，关心来访者的心理成长，对人性的看法是积极的。

四、认 知 理 论

认知心理学起始于 20 世纪 50 年代中期，60 年代后迅速发展。1967 年，美国心理学家奈瑟尔（Neisser U）的《认知心理学》的出版，标志这一理论的成熟。按信息加工的观点，认知是指信息被人接受之后再经历转换、简约、合成、储存、重建、再现和使用之后的加工过程。Alford 和 Beck 把认知划分为三个层面：①产生自动思维的前意识或自动层面；②意识层面；③产生现实、恰当或理性思维的综合认知层面。复杂的认知功能只出现在人类，而动物只有经过反复的条件反射训练后，才会出现十分简单的习得性行为现象。认知理论认为，认知是一种心理功能，包括内容和形式两方面，内容指认知活动所涉及的特殊事件，形式指认知活动的内在结构。认知同其他生理适应活动一样，具有同化和顺应两个互补的方面。同化是个体以自己现有的、能获得的或喜欢的思考方式去解释外部事物，并吸收为自己的经验。顺应是个体发现了外部事物性质不同而注意到不同事物间的关系，并试图理解这些关系结构的属性。因此，认知理论的核心是人们将与外部环境发生关系的经历主动地转入思维的过程。与心理治疗有关的认知理论主要包括艾里斯（Ellis A）的 ABC 理论和贝克（Beck AT）的情绪障碍认知理论。

（一）艾里斯的 ABC 理论

艾里斯认为在环境刺激或诱发事件（A）和情绪后果（C）之间介有信念或信念系统（B）。他指出，人天生具有歪曲现实的倾向，造成问题的不是事件本身，而是人们对事件的判断和解释。但人也能接受理性，改变自己的不合理思考和自我挫败行为。由于情绪来自思考，因此改变情绪或行为要从改变思考着手。他的合理情绪疗法就是促使病人认识自己不合理的信念以及这些信念带来的不良情绪后果，通过修正这些潜在的非理性信念，最终作出理性的选择。

（二）贝克的情绪障碍认知理论

贝克认为情绪障碍者有独特的认知模式，并创立了认知转变方法。他认为各种生活事件导致情绪和行为反应时要经过个体的认知中介。情绪和行为不是由事件直接引起的，而是经由个体接受、评价，赋予事件以意义才产生的。每个人的情感和行为在很大程度上是由其自身认识外部世界、处世的方式方法决定的，即一个人的想法决定了他的内心体验和反应。

认知理论为人类情绪和行为问题的产生提供了理论解释，对指导个体心理发展和保持心理健康具有积极意义。在认知理论基础上形成的认知治疗或认知-行为治疗是重要的心理干预方法，即用正确的思维模式替代病人病态的思维模式。认知理论为心理障碍提供了新的理论解释并得到了一些实证研究的支持，不断为心理障碍提供新的治疗方法。

五、心理生物学理论（方向）

心理生物学理论（方向）的研究内容主要涉及心理活动的生物学基础和心身作用的生物学机制两个方面。不同时期的生理学家为此作出许多重要的贡献，他们的研究成果也为心理生物学的发展奠定了基础。

美国生理学家坎农（Cannon WB, 1871—1945）和巴德（Bard P）于 20 世纪 20 年代提出了情绪的丘脑假说。该理论认为，情绪的控制中枢在丘脑，丘脑一方面传送情绪冲动至大脑皮质产生情绪体验，另一方面通过自主神经系统影响外周血管活动和内脏功能，因此长期不良情绪反应可导致躯体疾病的发生。

在同一时期，前苏联生理学家巴甫洛夫提出了高级神经活动学说，认为高级神经活动控制情绪并调节内脏功能，并进一步推论高级神经活动的异常可导致内脏功能失调，使机体产生各种各样的疾病。

20 世纪 30 年代，加拿大生理学家塞里（Selye H）提出了著名的应激适应假说，认为应激是机体对恐惧等各种有害因素进行抵御的一种非特异性反应，表现为一般适应综合征（GAS）。应激各期引起的生理变化的强度和持续时间不同，对机体产生的损害程度也不同，从而导致各种心身疾病的产生。

美国心理学家沃尔夫（Wolff HG）于 20 世纪 50 年代提出情绪影响胃肠功能说，并在一本书中详细描写了一个胃瘘病人日常生活中各种精神因素对胃液分泌的影响，阐述了人类心理变量和生物学变量之间的关系，探讨了心理社会因素与生理因素相互作用对人类健康的影响。他的最大贡献是在研究中对心理变量进行定量化，并客观地测量所观察的生理和病理学变化。他所倡导的一系列研究方法成为心理生物学研究方向的标准模式。后来的研究者采用类似的方法对心身疾病的发生、发展、诊断、治疗和康复进行了大量心理生物学研究，并把研究成果用于临床实践。

心身关系是一个复杂的系统，各种因素纵横交叉，用单一的生物学过程难以全面解释清楚。目前，许多心理生物学家强调采用整体和系统的研究方式，其研究视野由宏观的社会因素到个体不同的心理过程，到各系统各器官直至分子细胞水平的躯体功能活动。这种较系统全面的研究符合生物-心理-社会医学模式。心理生物学理论对解释心理活动尤其是异常心理活动本质提供了有效途径，也是心理科学和神经科学的前沿研究方向，其研究成果已经为心理障碍、心身疾病的发生、治疗和预防作出了巨大贡献。

第四节　护理心理学的基本研究方法

1879 年，德国著名心理学家冯特在德国莱比锡大学创建了第一个心理学实验室，开始对心理现象进行系统的实验室研究，标志着心理学开始成为一门独立的现代科学。护理心理学作为心理学的一个分支学科，其基本研究方法也是主要借鉴心理学的研究方法。但它又是一门临床护理应用学科，其研究方法也有许多临床特点。根据研究所使用的手段，可以分为观察法、调查法、测验法、实验法、个案法和相关法。

> ● 知识链接
>
> ### 威廉·冯特
>
> 威廉·冯特（Wilhelm Wundt，1832—1920）是德国心理学家、哲学家，科学心理学的创始人。出生于德国巴登的一个牧师家庭。1856 年毕业于海德堡大学医学系，获医学博士学位。1857—1864 年在该校任教，曾开设生理心理学课程，并出版《生理心理学原理》。1875 年成为莱比锡大学哲学教授。1879 年在那里创建了世界上第一个心理实验室。他是构造主义心理学的奠基人。他主张心理学研究直接经验，并用这种方法研究了感觉、知觉、注意、联想等过程，提出了统觉学说，还根据内省观察提出了情感三维说。他还主张用民族心理学的方法研究高级心理现象，这对社会心理学的产生和发展有重要影响。他一生著作很多，代表作有《生理心理学原理》、《民族心理学》、《心理学大纲》、《人类与动物心理学论稿》、《对感官知觉学说的贡献》等。

一、观　察　法

观察法（observational method）是通过对研究对象的科学观察和分析，探讨其中心理行为规律的一种研究方法。机体的外显行为如身体的姿势和动作、面部表情和动作、言语活动等，内隐行为如思想活动、认识、情感、对人对事的态度、面临困难或患病时的应对方式等，都可以作为观察的内容。根据预先设置的情境状况，观察法可分为自然观察法和控制观察法两种。

1. 自然观察法　是在自然情境中对人或动物的行为进行直接观察、记录和分析，从而解释某种行为变化规律的研究方法。如观察学生在课堂上的表现，可以了解学生注意的稳定性、情绪状态和人格的某些特征；护士通过生活护理、治疗护理、巡视病房等对病人心理活动和行为方式进行观察。

2. 控制观察法　是在预先控制观察情境和条件的情况下，对表现心理现象的外部活动进行直接或间接的观察和分析，从中发现心理行为产生和发展的规律性的研究方法。

二、调　查　法

调查法（survey method）是通过晤谈、访问、座谈或问卷等方式获得资料，并加以分析研究的一种研究方法。如为了研究手术效果与病人术前心理反应的关系，可于术前会见病人，通过交谈了解病人的焦虑水平、应对方式和对手术的期待。调查法多采用口头或书面的问卷方式进行，因此不仅适用于个体，也适用于群体。

1. 访谈法　是通过与被试交谈，了解其心理信息，同时观察其在交谈时的行为反应，以补充和验证所获得的资料，进行记录和分析研究。访谈法通常采用一对一的访谈方式，其效果取决于问题的性质、研究者本身的知识水平和方法技巧。可用于病人，也可用于健康人，是临床心理护理最常用的方法之一。

2. 问卷法　是利用事先设计好的调查表或问卷，现场或通过信函邮寄让被试填写，然后收集问卷对其内容进行分析研究，适用于短时间内书面收集大范围人群的相关资料。如了解大学生群体的心理健康状况、护士对护理工作的主观幸福感、病人对护理工作的满意度等均可采用此法。问卷调查的质量决定于研究者事先对问题的性质、内容、目的和要求的明确程度，也决定于问卷内容设计的技巧性以及被试的合作程度。

三、测　验　法

测验法（test method）是利用心理测验和评定量表来测量和评定个体心理特征的一种研究方法。临床护理研究中常用心理测验、评定量表对病人心理行为进行测评，对实施护理措施后的效果进行评定。如针对癌症病人术前和术后的焦虑、抑郁、恐惧程度，实施心理护理、心理干预及干预后的效果评定等。

四、实　验　法

实验法（experimental method）是在控制条件下观察、测量和记录个体行为的一种研究方法，是科学研究中因果研究最主要的方法。实验法可分为实验室实验、现场实验和临床实验。

1. 实验室实验　是使用实验室条件，严格控制各种无关变量，借助各种仪器和设备，精确观察和记录刺激变量与反应变量，以分析和研究其中的规律。这种方法在护理心理学研究中很少被使用，因为心理活动作为一种变量时易受许多因素的影响，人作为被试更是如此。例如，特定的实验情境所造成的心理紧张，本身就可能对心身相关实验结果产生影响。

2. 现场实验 也叫自然实验，是在临床工作、人们正常学习和工作的自然情境中进行的，对研究对象的某些变量进行操作，观察其有关的反应，以分析和研究其中的规律。现场实验具有研究范围广泛、不受实验情境影响、接近真实生活、结果易于推广等优点，是护理心理学研究中被广泛采用的一种研究方法。

3. 临床实验 是现场实验的一种，在护理心理学研究中有重要意义。例如，许多疾病病人的心身相关问题以及心理护理效果可来自临床实验。

五、个案研究法

个案研究法（case study method）是对单一病例的研究，包括收集被试的历史背景、测验材料、调查访问结果，以及有关人员做出的评定和反映。有些病例极为少见，不能开展实验研究，个案研究则非常必要。收集的个案材料可作为理论概括的基础。个案研究法主要用于了解和帮助有心理问题或障碍的病人。

六、相关研究法

相关研究法（correlation study method）是考虑两个变量间是否有联系的一种研究方法和统计技术。例如，在脑与行为的关系研究中，研究者可以观察某一脑区受损的程度和某种行为的变化，从而观察两个变量间是否存在相关联系。假如两个变量间有相关联系，意味着其中一个变量发生改变时，另一个变量也发生某种变化，但并不意味着有因果关系。因此，在相关研究中，变量间相关并不一定表示两者之间存在因果关系。虽然相关分析不能直接得到变量间因果关系的推论，但相关研究法在当前仍是一种很有用的研究工具，在护理心理学的研究中占有相当大的比例。

（蒋继国）

思考题

1. 什么是护理心理学和医学模式？
2. 生物-心理-社会医学模式有哪些主要观点？
3. 护理心理学有哪些基本的研究方法？
4. 护理心理学相关心理学理论代表人物和主要观点是什么？

第二章　心理学基础知识

1. 掌握心理学的概念、各种心理现象的基本概念及其特征。
2. 熟悉心理现象的基本内容、各种心理现象的分类；遗忘的规律和原因；马斯洛的需要层次理论；情绪的意义；气质类型及意义。
3. 了解心理实质、情绪理论、意志品质及良好性格的培养。

人类关于自然和社会方面的各种知识，人们在认识世界、改造世界方面所取得的一切成就，都是和人心理的存在和发展分不开的。人是作为个体而存在的，个人所具有的心理现象称为个体心理。研究表明，个体心理的发生和发展离不开大脑和客观现实。个体心理异常复杂，可以分成心理过程和人格两个方面。

第一节　心理现象和心理实质

一、心理现象

心理学（psychology）是研究心理现象发生、发展规律的科学。心理现象（mental phenomena）是心理活动的表现形式。它与物质现象不同，是一个复杂的、多水平的反映系统，包括有意识的自觉的反映形式和无意识的自发的反映形式；既有生理水平、行为水平的反映，又有个体水平、群体社会水平的反映。人们无论从事什么活动都伴随有心理现象，它出现在人们活动的每个瞬间。人的心理现象异常复杂，可以按不同的标准进行分类，构成一个系统，下面再分成不同的子系统（图 2-1）。

心理现象
- 心理过程
  - 认知过程（感觉、知觉、记忆、思维、想象、注意等）
  - 情绪过程（情绪和情感）
  - 意志过程
- 人格（个性）
  - 人格倾向性（需要、动机、兴趣、观点、信念等）
  - 人格特征（能力、气质、性格）
  - 自我意识（自我认知、自我体验、自我调控）

图 2-1　心理现象分类系统

二、心 理 实 质

(一) 心理是脑的功能

1. 脑的进化是心理发展的基础　许多学者认为，心理的发展水平可能与脑的重量有关。脑重量的多少意味着神经元的多少，神经元越多，信息加工能力就越强。但是，心理和智能的发展水平并不直接取决于脑的绝对重量，否则世界上最聪明的动物就应该是鲸鱼 (7000g) 和大象 (5000g) 了，人脑的绝对重量 (1400g) 在自然界里只排在第 3 位。因此有些学者提出采用脑重与体重的比例——脑重指数比单独提供脑重更能客观地反映脑与心理发展水平的关系。研究表明，人类的脑重指数远远高于其他动物。

2. 脑功能是心理活动的生物学基础　心理是神经系统的功能，特别是脑的功能。心理学家不仅要在行为水平上研究心理现象的规律，而且要深入研究心理的脑机制，揭示心理现象与脑的关系。

(1) 大脑皮质的三级功能区：前苏联神经心理学家鲁利亚 (Luriya，1902—1977) 根据大脑皮质的结构和功能，把大脑皮质分为三级功能区，揭示了心理活动的皮质生理机制：①一级功能区 (投射区)，包括额叶中央前回的初级运动区、顶叶中央后回的初级躯体感觉区、枕叶后部的初级视觉区和颞叶上部的初级听觉区等。主要负责特定感觉功能，或运动发起和执行功能，这些区域的损伤可引起特殊的感觉和运动功能障碍。②二级功能区 (投射-联合区)，包括位于枕叶前部和颞叶后下部的视觉联合区、位于颞上和颞中回的听觉联合区、位于顶上小叶的躯体感觉区以及位于额叶的前运动区和辅助运动区。主要负责产生整体知觉和机体的高级运动如编码、计划等功能。二级区能够对同一感觉通道的各种信息进行综合、编码和贮存，使人认识当前信息的意义。如果某部分的一级区完好而二级区受损，会导致认识、知觉方面的障碍，即失认症。另一方面，二级区功能仍保持通道特异性，只与特定的感知觉或运动功能有关，因此又称为单通道联合区。如果视觉联合区受损，只影响视觉功能而不影响其他感觉如听觉、触觉、躯体感觉等的功能。③三级功能区 (多通道联合区)，包括脑前部的前额叶和脑后部的顶、枕、颞二级区的交界处。前额叶的主要功能与意识、自我意识以及有目的的活动有关，负责对行为的组织、计划、调节和实现有目的的活动。脑后部三级区的主要功能是对各种感觉信息进行整合并与注意有关。三级区可以对多通道的信息进行整合，使各种分析器协同工作，能够使人更加全面、完整地反映客观现实。由于三级区不具有通道特异性，因此，损伤三级区可丧失对多种信息综合分析能力和对行为的计划组织能力。三级区在人类得到高度发展，约占大脑皮质的 50%，这是人类心理活动有别于其他动物的一个重要原因。

(2) 脑的三个主要功能系统：鲁利亚认为复杂的心理活动不能简单地定位于大脑皮质，应该在人脑各个工作区所组成的更为复杂的结构中去探讨大脑的功能。鲁利亚进一步提出脑的三个基本功能系统学说，认为人的心理活动都是脑的这三个功能系统协同完成的。脑的三个功能系统为：①维持觉醒水平的功能系统：大脑皮质一定程度的觉醒状态是保证各种心理过程得以顺利进行的前提，这种觉醒状态可以使个体对来自于机体内外的信息保持高度警觉，是个体更好地适应环境所必不可少的。②信息加工的功能系统：信息加工的过程即信息的输入、编码、贮存和提取过程，这一过程的实现需要对来自于不同感觉通道的各种信息进行分析和整合，才能形成对事物的完整认识。实现这一功能的脑结构位于脑外侧面的中央沟后部，相当于皮质的视听和躯体感觉区、联合区以及相应的皮质下组织。③意志行动控制的功能系统：人的意志行动是以机体的随意运动为基础的一种有意识、有目的、有计划的活动。这一功能结构位于大脑外侧面的中央沟前部，相当于初级运动区、运动联合皮质和前额叶。这种有意识、有目的、有计划的调节机制是在言语的参与下进行的，因而是一种抽象的高级心理活动。上述三个功能系统虽然各具有特殊的功能，但它们并不是独立工作的，而是协同活动、相互影响的。

（3）两半球功能不对称：通过对裂脑人的研究发现，大脑两半球的功能不对称。研究表明两半球各自具有高度专门化的功能（以右利手者为例）：①左右半球结构不对称：左半球的某些区域（特别是与语言有关的区域），比右半球相应区域要大；②两半球主要功能不对称：左半球主要具有评议表达、语言知觉、文字书写、阅读、抽象思维、逻辑分析、数学演算、时间综合、行为驱动等功能，右半球则具有音乐欣赏和绘画等总体形象思维、视觉、知觉、空间定向判断、辨认名词、理解简单词汇等功能；③两半球信息加工方式不对称：左半球以逻辑上分先后的方式分析信息，右半球以同时进行的方式综合信息。大脑两半球通过胼胝体联结在一起，胼胝体的主要功能是交流两半球的信息，使两半球功能更加协调和统一。

·知识链接·

同体异头的双生子

前苏联曾发现一个同体异头的双生子，只活到 4 岁。这个双生子有同一个身体、肠、胃和心脏，共用上肢和下肢。一个头叫玛莎，不爱讲话，睁眼不眠，喜欢安静；另一个头叫长嘉，爱讲话，总爱睡觉，易发脾气。两个头有时自言自语，有时相互畅谈。更有意思的是，有时在同一时间内玛莎高兴而长嘉在大哭大闹、发脾气。

（二）心理是客观现实在人脑中的反映

心理活动是以高度发达的大脑为物质基础的，即脑是心理活动的器官。但大脑本身并不能产生心理，心理活动的产生还有其重要的社会基础。心理的内容来源于客观现实，心理是人脑对客观现实的能动的反映。

1. 社会生活实践是个体心理发展的基础　每一个体都生活在特定的社会环境中，他的心理无不打上社会的烙印。影响个体心理发展的社会因素包括社会经济、政治、文化等宏观社会环境，还有家庭、学校、朋友、邻里等微观社会环境。这些社会因素决定着个体心理发展的性质和方向。

研究表明，家庭环境尤其是亲子关系状况对儿童心理的健康发展起着至关重要的作用；学校教育环境在学生心理发展中发挥着主导作用，通过教育活动不仅可以使学生继承大量间接经验、增长知识才干，而且能够培养学生健康的情感、优良的意志品质以及积极的生活态度；社会文化环境则潜移默化地影响个体心理的发展，在塑造人格、促进个体社会化方面起着重要作用。总之，社会生活实践是人的心理产生和发展的基础。

• 知识链接 ▽ •

狼 孩

1920 年，人们在印度加尔各答深山里发现了两个与狼群生活在一起、由狼哺育长大的女孩，把她们带回了人间。小的约 2 岁，取名卡玛拉，活到 17 岁；大的约七八岁，取名阿玛拉，大约 1 年后因病死亡。由于她们生活在狼的世界里，虽然具有人的大脑，但没有形成人的心理，只具有狼的习性。卡玛拉被带回人间时，只有相当于 6 个月婴儿的心理水平，她用四肢行走，用双手和膝盖着地歇息，趴在地上进食。白天蜷缩在角落里，深夜则像狼一样嚎叫，她怕火、怕水，不穿衣服，不敢洗澡。经过精心照料和教育，卡玛拉 2 年后学会了站立，6 年后学会了走路，7 年后学会 45 个单词，到 17 岁去世时只相当于 3 岁半儿童的心理水平。可见，脱离了社会生活实践，人的心理就无从产生。

2. 心理是客观现实主观的、能动的反映 人的心理是对客观现实的反映。如果说人脑是心理的加工厂，那么客观现实则为心理活动提供了丰富的原材料。无论简单的还是复杂的心理活动都来源于内部和外部环境的刺激，是对客观事物的反映。有什么样的客观事物作用于脑，就会产生什么样的心理活动，客观事物的多样性决定了心理活动的多样性。在强调心理是客观现实的反映的同时，还必须看到人的心理并非像镜子一样被动地反映客观现实，人的心理活动具有能动性。创造性和实践性是人的心理活动能动性的重要表现。在对客观现实的认识和改造过程中主要表现为：①人对客观现实的认识具有创造性。人不是被动、机械地反映客观现实，在认识过程中的不同阶段都表现出人的主观能动性。人们通过感知觉形成的对事物表面现象的认识就具有一定的概括性；记忆中人们往往根据已有经验对表象进行加工改造，使所贮存的事物表象与客观事物本身具有更大的差异性，从而使创造性想象成为可能；人们可以通过思维活动把握事物的本质及其规律，从而能够更有效地指导改造世界的实践活动。②人能够积极主动地改造客观现实。人的认识过程在本质上是实践的，认识的目的在于改造客观现实。人的实践活动包括社会生产实践和社会生活实践，通过有目的地调整和控制人和自然之间的物质变换而实现对自然的改造，通过有目的地对人与人之间关系的调整实现对社会的改造。人类的生存和发展就是人类根据自身的需要不断改造自然、改造社会的结果。

（吴 斌）

第二节 心理过程

心理过程（mental process）是指人心理活动的发生、发展过程。具体地说，是指在客观事物的作用下，在一定时间内，大脑反映客观现实的过程，包括认知过程、情绪过程和意志过程。这三者是相互联系、相互制约的关系，人类通过认知过程、情绪过程和意志过程对世界作出相应反应。人类认识客观事物主要是通过感觉、知觉、注意、记忆、思维、想象等认知活动来进行，在认知客观事物的基础上产生情绪情感体验并引发相应的意志行为，而人们的认知活动也受情绪与意志的影响。

一、认知过程

认知过程（cognitive process）是人们获得知识或应用知识的过程，而现代信息论称之为信息加工过程，即人脑对客观世界变化信息的加工过程。这是人最基本的心理过程，包括感觉、知觉、记忆、思维、注意等心理活动。

（一）感觉与知觉

1. 感觉

（1）感觉的概念：感觉（sensation）是人脑对直接作用于感觉器官的客观事物个别属性的反映。人对客观世界的认识往往是从认识事物的个别属性开始。通过感觉人们可以从外部世界、同时也可以从身体内部获取信息，如物体的颜色、大小、形状、气味、软硬感觉，还有身体的疼痛、饥饿、站立感觉等。

（2）感觉的意义：感觉是最简单的心理过程，在人类的现实生活中有极其重要的意义。首先，感觉提供了内外环境的信息。通过感觉，人们可以认识事物的各种属性以及自身的状态。其次，感觉是保持信息平衡、维持正常心理活动的必要条件。人类要正常生活，就必须通过感觉获得各种适当的信息以保持机体与环境之间的平衡，任何信息过载（噪声及具有强烈生物学或社会性意义的刺激）和信息不足（感觉剥夺）都会破坏这些平衡，给人的生理和心理活动带来严重的不良影响。如长时间受噪声骚扰会影响人的情绪，易产生不安和疲倦，甚至引起失眠和脉搏、血压波动。再次，感觉是人类全部心理现象的基础，是认识客观事物的开端，是一切知识的来源。如果没有感觉提供的信息，人类其他较高级、较复杂的心理活动就无法进行。

• 知识链接

感觉剥夺实验

1954，加拿大的麦克吉尔大学的 Bexton、Heron 和 Scott 首次报告了感觉剥夺实验的结果。在实验中，被试安静躺在实验室一张舒适的床上，室内非常安静，听不到一点声音；一片漆黑，看不见任何东西；两只手戴上手套，并用纸卡住。生活都由主试事先安排好了，无须被试移动手脚，总之，来自外界的刺激几乎都被"剥夺"了。实验开始，被试还能安静地睡着，但稍后，被试开始失眠，不耐烦，急切地寻找刺激，他们想唱歌，吹口哨，自言自语，用两只手互相敲打，或者用它去探索这间小屋。换句话说，被试变得焦躁不安，总想活动，觉得很不舒服。实验中被试每天可以得到20美元的报酬，但即使这样，也难以让他们在实验室中坚持这种实验超过两三天。这个实验说明，来自外界的刺激对维持人的正常生存是十分重要的。

（3）感觉的种类：根据刺激物的来源不同，感觉可以分为两类：①外部感觉，即人的感官对外部刺激物的觉察，如视觉、听觉、嗅觉、味觉和皮肤觉。皮肤觉又可细分为触觉、温度觉和痛觉。②内部感觉，即人的感官对内部刺激物的觉察。内脏觉反映机体内部各器官所处状态，如饥、渴、胃痛等；运动觉感受身体运动与肌肉和关节的位置；平衡觉由位于内耳的感受器传达关于身体平衡和旋转的信息。

（4）感受性和感觉阈限：感受性（sensitivity）是感觉器官对适宜刺激的感觉能力。感受性的高低是用感觉阈限来度量的，感觉阈限（sensory threshold）就是能引起感觉的最小刺激量。感受性与感觉阈限成反比，感觉阈限越低，感受性越高。

不同的人对刺激的感受性是不同的。年龄、身体状态、情绪状态、个人意向等因素对感受性都有明显影响。如人的一生中，感受性随年龄增长呈现先上升后下降的变化，青年期达高峰，老年期感受性普遍下降，对视、听、味、嗅的感觉越来越迟钝，但对痛的感觉有上升的趋势。当人患病时，可能产生感觉异常，变得对声、光、温度等非常敏感，甚至对自己的内脏活动及身体姿势也非常敏感，经常会抱怨太冷、太热、被子太沉、枕头太低等，因此医护人员应对病人感受性的变化有正确认识，并尽量采取措施减少让病人感觉不适的刺激。当人处于疲劳状态时，感受性有所降低。

（5）感觉的特性：感觉具有以下基本特性：

1）感觉适应：是指在刺激物持续作用下感受性发生改变的现象。适应可使感受性提高或降低，这对于人适应环境变化有很重要的生物学意义。最典型的适应现象是视觉中的"明适应"与"暗适应"。"入芝兰之室，久而不闻其香；入鲍鱼之肆，久而不闻其臭"是嗅觉适应现象。各种感觉适应的程度不同，温度觉、触压觉适应很快，听觉和痛觉难以适应。除视觉外，其他感觉的适应一般都表现为感受性的降低或暂时消失。

2）感觉对比：是指同一感受器接受不同刺激时感受性发生变化的现象，它可分为同时对比与继时对比。如从同一张纸上剪下的两张灰色图形，放在白色的背景上显得暗些，放在黑色的背景上则显得亮些（图2-2），这是两种感觉在同时对比时所产生的变化。如吃完苦药后再吃糖会觉得糖更甜，吃完糖后再吃苹果会觉得苹果是酸的，这是两种感觉在继时对比时所产生的影响。

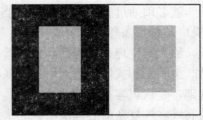

图 2-2　同时对比

3）感觉后象：外界刺激作用停止后，还能暂时保留一段时间的感觉形象叫感觉后象，如"余音绕梁"。如果感觉后象与刺激物的性质相同，这种后象叫正后象，如灯灭了留在眼睛里的还是亮的灯泡形象；如果后象的性质与刺激物的性质相反，这种后象叫负后象，如灯灭了留在眼睛里的是黑色的灯泡形象。

4）感觉的相互作用：是指在一定条件下，各种不同的感觉可能发生相互作用，从而使感受性发生变化的现象。如当人咬紧牙关或紧握拳头时，身体其他部位的疼痛感觉要轻一些；手术后伤口的疼痛在寂静的夜晚会有所加重；食物的温度及颜色可影响食物的味觉等。联觉是感觉相互作用的一种特殊表现。最明显的是色觉与其他感觉的联觉，如红色看起来觉得温暖，蓝色看起来觉得清凉。感觉相互作用的一般规律是弱刺激能提高其他感觉的感受性，强刺激可降低其他感觉的感受性。

5）感受性的发展与补偿：人的感受性不仅可以在一定条件下发生暂时性的变化，而且能在个体实践活动和有意训练中获得提高与发展。由于每个人的生活和社会实践不同，人的各种感受性发展各不相同。由于职业的训练，可使某些人某种感觉的感受性明显高于一般人。如专门织造黑色纺织品的工人能分辨出40多种深浅不同的黑色；有经验的医生能听出心脏的各种杂音。丧失某种感觉能力的人，由于适应生活的需要，可以在生活实践中发展和提高其他健全的感觉来加以补偿。如盲人失去了视觉，其听觉和触觉可变得异常敏锐。可见，人的各种感觉能力有很大的发展潜力，通过练习可有明显的提高。

2. 知觉

（1）知觉的概念：知觉（perception）是人脑对直接作用于感觉器官的客观事物整体属性的反映。客观现实中的事物和人都有多种属性，当物体作用于人的感觉器官时，人能通过各种感觉器官的协同活动，在头脑中将物体的各种属性按其性质和相互关系进行整合，而形成这一事物的整体认识，这就是知觉过程。如当学生看到一张书桌时，能马上辨认出这是书桌。

知觉与感觉一样，是事物直接作用于感觉器官产生的，它以感觉为基础，但又不是个别感觉信息的简单总和，而是对感觉信息的整合和解释。一般认为，感觉是对刺激的觉察，而知觉是将感觉信息的特征加以提取加工，组织成有意义的事物的过程。知觉的产生不仅依赖于刺激物的物理特性，而且还需要借助人过去的经验或知识的帮助。所以，知觉是较之于感觉更高一级的认识活动。

（2）知觉的种类：人们可以从不同角度对知觉进行分类。

1）根据知觉时起主导作用的感觉器官的不同可把知觉分成视知觉、听知觉、嗅知觉、味知觉和触知觉等。

2）根据知觉对象的性质可把知觉分成：①物体知觉：包括空间知觉、时间知觉、运动知觉。空间知觉是物体空间特性在人脑中的反映；时间知觉是人对客观事物的延续性和顺序性的反映；运动知觉是人对物体在空间位移和移动速度的知觉；②社会知觉：是关于个体对客观事物社会性特征的知觉，包括对别人的知觉、人际的知觉和自我的知觉。

（3）知觉的特性：知觉有以下四种基本特性：

1）整体性：知觉对象有许多个别属性，但人们并不把知觉对象感知为许多个别孤立的部分，总是在过去经验的基础上把事物的各个部分、各种属性结合起来知觉为一个整体，这就是知觉的整体性（图 2-3）。知觉的整体性取决于对象本身的特性，如对象的接近性、相似性、连续性、封闭性和规则性，同时也取决于个体的知识经验与主观状态。知觉的整体性提高了人们知觉事物的能力，使人对客观事物的认识更趋于完善。

2）选择性：人们根据当前需要，有选择地以少数刺激物作为知觉对象进行组织加工，把它们与背景区分开来，对它们的感知格外清晰，这就是知觉的选择性。被选择的刺激物为知觉对象，而同时作用于感觉器官的其他刺激物就成了知觉对象的

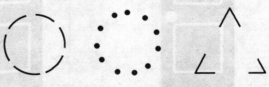

图 2-3　知觉的整体性

背景。如人们看电视时，电视屏幕成为当时知觉的对象，而电视机背后的墙面、电视柜上的其他物品就成了背景。知觉中的对象与背景的关系是相对而言的，在一定条件下，两者可以互相转换，如图 2-4 所示。知觉对象的选择与很多因素有关，其中主观因素有人的兴趣、需要、经验、情绪、注意的选择性等，客观因素有刺激物的变化、刺激物的对比、刺激物的位置和刺激物的运动等。一般说来，强度较大、色彩鲜明、组合规律、具有活动性的客观事物容易成为被选择的对象。知觉的选择作用能使人们的知觉既清晰准确，又完善丰富。

3）理解性：人在感知当前事物时，总是根据已有的知识经验来解释它、理解它，并用词把它标志出来，这就是知觉的理解性。不同的知识背景和理解力会影响人们对同一事物的知觉。如对病人拍摄的 X 线片，放射科医师可以很快发现病灶所在部位，而一般人

很难发现。另外，知觉者在不同情境下知觉同一对象，也可能会引起不同的知觉，这是由于不同的情境唤起了知觉者不同的经验所致，如图 2-5 所示。

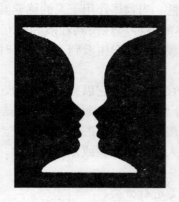
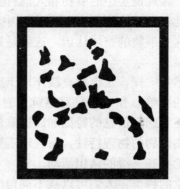

图 2-4　两歧图形　　　　　图 2-5　知觉的理解性

4）恒常性：当知觉条件在一定范围内变化时，知觉的映象仍然保持相对不变，这就是知觉的恒常性。视知觉的恒常性最明显，如图 2-6 所示。知觉恒常性包括大小恒常性、形状恒常性、明度恒常性与颜色恒常性。恒常性在人的生活实践中具有重要意义，它能使人在不同情况下按照事物的实际面貌反映事物，并根据对象的实际意义适应环境、改造环境。

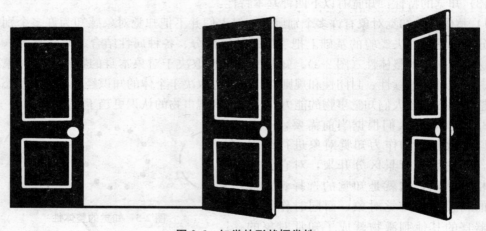

图 2-6　知觉的形状恒常性

•知识链接 ▽•

错　觉

错觉（illusion）是在特定条件下所产生的对外界事物歪曲的知觉，这种歪曲常有固定倾向，只要条件具备，它就必然产生。错觉有多种，视错觉最为明显，有图形错觉、大小错觉、长短错觉等（图 2-7）。其他感觉通道错觉有形重错觉、方位错觉、运动错觉、时间错觉等。

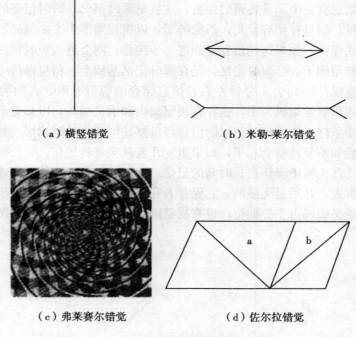

（a）横竖错觉　　　　　　　（b）米勒-莱尔错觉

（c）弗莱赛尔错觉　　　　　　（d）佐尔拉错觉

图 2-7 错觉图

（二）记忆

1. 记忆的概念　　记忆（memory）是过去的经验在头脑中的反映。认知心理学认为，记忆是人脑对外界输入的信息进行编码、存储和提取的过程。凡是过去感知过的事物、体验过的情感、思考过的问题和从事过的活动，都会在人脑中留下不同程度的印象，在一定条件下，储存在头脑中的这些印象又可以被提取出来，参与当前的活动，得到再次应用，这个过程就是记忆。如过去的班主任虽然不在眼前，但我们仍能记得他的音容笑貌，如果遇见还能认出他来。最近的研究表明，记忆是一种积极能动的心理过程，人有选择地从外界摄入信息，并对其主动地进行编码，使其汇入头脑中已有的知识结构。外界的信息只有经历过这一系列加工后，才能在头脑中巩固下来，成为个体可以保持和利用的经验，然后根据个体需要重新提取使用。

记忆是人类学习、工作和生活必不可少的心理功能，它将人的心理活动的过去和现在以及将来连成一个整体，从而实现心理的发展、知识经验的积累和个性的形成。所以记忆是人类智慧的源泉、心理发展的基石。没有记忆，就没有现在的人类文明，人便会"永远处于新生儿状态"，甚至可以说人的社会生活都将难以维持。

2. 记忆的分类　　记忆可以从不同的角度进行分类：

（1）根据记忆内容分类：①形象记忆：是以感知过的事物形象为内容的记忆。事物形象可通过视觉、听觉、嗅觉、触觉、味觉获得，如看过的电视、听过的音乐等。②逻辑记忆：是以逻辑思维过程为内容的记忆，如人们对概念、定理、公式、法则等的记忆。③情绪记忆：是以体验过的情绪或情感为内容的记忆，如对快乐、悲伤、愤怒、恐惧等体验的记忆。④动作记忆：是以过去做过的动作或运动为内容的记忆，如骑自行车、游泳、铺床、输液等。

（2）根据信息保持时间长短分类：①瞬时记忆：又称感觉记忆，当外界刺激停止作用于我们后，感觉信息有一个非常短暂的停留，这就是瞬时记忆。瞬时记忆的信息保持时间短，为 0.25～2 秒；信息存储容量大，形象鲜明，以视觉图像为主要编码形式，也有听觉编码，以感觉形式保持；如果这些信息受到进一步注意，则会进入短时记忆。如视觉后象就是瞬时记忆的典型例子。②短时记忆：是在瞬时记忆基础上，信息保持 1 分钟左右的记忆。短时记忆信息保持时间为 1 分钟左右，信息储存的容量有限，大约为（7±2）个单位。信息编码方式以听觉编码为主，也存在视觉编码和语义编码，以知觉形式保持。复述是信息保存的必要条件，转入短时记忆的信息经过复述可进入长时记忆。如临时查询的电话号码，拨过之后如不复述就会忘了，如果重复几遍就会将其记住。③长时记忆：是信息经过充分加工后，在头脑中保持很长时间的记忆。在长时记忆中，信息可能保存终生，长时记忆的容量非常大，几乎是无限的，它保存着我们将来可以运用的各种事实、表象和知识。长时记忆中语义编码占主导地位，也有视觉编码，以存储形式保存（图 2-8）。

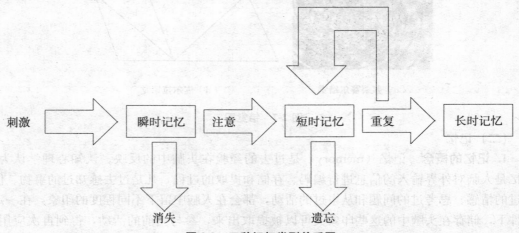

图 2-8　三种记忆类型关系图

3. 记忆的基本过程　包括识记、保持、再认或回忆三个基本环节。从信息论的观点来看，记忆就是对输入信息的编码、储存、提取的过程，任何外界信息只有经过这些过程才能成为个体可以保持和利用的经验。

（1）识记：是把感知过的事物有选择地在头脑中铭记的过程。用信息加工论来解释，识记就是对信息进行编码并向大脑输入的过程。它是记忆过程的开端，又是保持和回忆的前提。识记可有不同的分类。

根据有无明确目的和努力程度，可将识记分为无意识记和有意识记。①无意识记：指无预定目的、无须主观努力的识记。如有些生活经验、流行歌曲、传说等就是通过这种方式记住的。无意识记获得的知识经验是片断的，不能成为系统的知识经验，人要获得系统的科学知识，仅靠无意识记是不行的，必须进行有意识记。②有意识记：指有预定目的、需主观努力的识记。这在系统学习科学文化知识过程中用得比较多。心理学的实验证明，有意识记的效果优于无意识记。

根据对记忆材料性质的理解，可将识记分为机械识记与意义识记。①机械识记：是根据材料的外在联系，主要依靠机械地重复所进行的识记，如人名、地名、电话号码等的识记；②意义识记：根据材料的内在联系，在理解的基础上所进行的识记，大多数知识是通过这种识记积累的。实验证明，在识记的速度、全面性、精确性和巩固性等方面，意义识记都比机械识记效果好。

（2）保持：是感知过的事物在人脑中储存、巩固的过程。保持是记忆的中心环节，是再认和回忆的重要保证，没有保持就无所谓记忆。

保持是一个动态变化的过程，这种变化表现在质和量两个方面。从量的方面讲，保持的信息随时间推移而逐渐减少；从质的方面讲，有的信息变得更简要，有的信息更丰富充实，有的将相似内容相混淆了。记忆保持内容的最大变化是遗忘。

（3）再认或回忆：是指人从头脑中提取信息的过程。这个过程是衡量记忆巩固程度的重要指标。再认是指感知过的事物再次出现在眼前，能被识别出来的过程。回忆又称再现，是过去感知过的事物不在眼前，但能在头脑中重新出现的过程。如考试时，做选择题属于再认，回答名词解释属于回忆。再认是一种比回忆水平低的心理现象。根据回忆有无预定目的可把回忆分为有意回忆与无意回忆，如"触景生情"属于无意回忆，而工作汇报则属于有意回忆。

4. 遗忘 遗忘（forgetting）是指对识记过的事物不能再认与回忆，或再认与回忆有困难。遗忘是人们生活中的正常现象，可以让人忘记一些令人痛苦的经历，但也会使人忘掉一些需要保持的信息。遗忘有两种：不重新学习，永远不能再认或回忆叫永久性遗忘；一时不能再认或回忆，但在适当条件下记忆还可恢复叫暂时性遗忘。

（1）遗忘的规律：德国心理学家艾宾浩斯（Ebbinghaus H）最先研究了遗忘的规律，发现遗忘的进程是不均匀的，在识记后的短时间内，遗忘的发展速度较快，后来逐渐缓慢，逐渐稳定在一个水平上。因而发现遗忘具有先快后慢的规律。遗忘的进程不仅受时间因素的影响，还受其他一些因素的影响，主要有：①识记材料的性质：有意义的材料比无意义的材料遗忘更慢；熟练的动作、运动的或形象的材料保持的时间比较长；语文材料的主要意义容易保留而原文词句遗忘较多等。②识记材料的数量：一次识记材料数量越大，识记后遗忘的也越多。比如一分钟记5个外语单词，20分钟后可能保持3～4个，但如果一分钟记10个单词，20分钟后可能保持比3～4个还少。③识记程度：一般认为，学习程度达到刚刚背诵时效果最差，过度学习了的材料保持最好。实验证明，过度学习150%时效果最佳。④材料的系列顺序：一般是材料的首尾容易保持，中间部分容易遗忘。⑤识记者的因素：对人们意义不大的、不引起人们兴趣的、不符合人们需要的事物容易遗忘。

•·知识链接 ✓**•**······

艾宾浩斯遗忘曲线

艾宾浩斯最早于1985年用实验方法对记忆的保持进行系统的研究。为了防止已有的知识经验对当前学习记忆的影响，编制了无意义音节（如 XZO、ZEH）作为识记的材料，用程序编成2300个音节，使每个无意义音节的难度相等，并使彼此之间没有联想的可能。学习无意义音节到刚刚能背诵的程度，然后经过不同的时间间隔，测定再次学习所用的时间和诵读次数，得出节省值即保持量。根据实验结果获得的数值绘成曲线，称为艾宾浩斯遗忘曲线（图2-9）。

（2）遗忘的原因：主要假说有：①衰退说：认为遗忘是记忆痕迹得不到强化而逐渐减弱以至最后消退的结果。有些实验已证明，干扰是造成短时记忆和长时记忆的重要原因。②干扰说：认为遗忘是因为记忆痕迹受到其他刺激的干扰而产生了抑制。干扰又可分前摄抑制与倒摄抑制两种，前摄抑制指先学习的材料对后学习的材料的干扰作用，倒摄抑制指后学习的材料对先学习的材料的干扰作用。③压抑说：认为遗忘是由于情绪或动机的压抑作用引起的，如果这种压抑被解除，记忆就能恢复。④提取失败：有的研究者认为，存储在记忆中的信息是永远不会丢失的，遗忘是因为没有找到适当的提取线索而造成的信息提取失败。

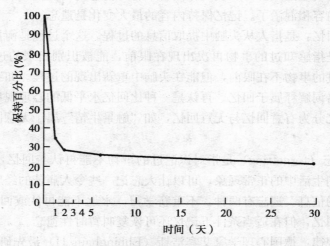

图 2-9　艾宾浩斯遗忘曲线

5. 记忆的品质　人们通常以记忆品质来衡量人的记忆力的优劣。一般来讲良好的记忆品质表现在以下几个方面：

（1）记忆的敏捷性：指记忆的速度和效率特征。对同一材料，有的人能"过目不忘"，有的人却需要反复念上好几遍方能背诵。

（2）记忆的持久性：指记忆在头脑中保留时间的长短，是记忆的保持特征。记忆持久性好的人，能将识记的材料保持很久，有的甚至终生不忘。

（3）记忆的准确性：指记忆内容正确与否，是记忆的正确和精确特征，这是记忆的一个重要品质。护理工作烦琐复杂，如果护士的记忆准确性不强就很容易出差错事故。一个人的记忆不精确，那么其他记忆品质再好也没有什么意义。

（4）记忆的准备性：指对所记忆信息的提取能力，是记忆的提取和应用特征。准备性好的人，能在需要时迅速、灵活地提取保存的信息，加以运用，如护士在抢救病人时能迅速地找到所需药品。

6. 提高记忆力的方法　记忆是学习的重要基础。记忆与遗忘都有一定的规律可循，如果掌握了记忆的规律，通过不断的练习和实践，每个人都能使记忆能力有所提高。提高记忆力可以从以下几方面着手：

（1）明确目的：记忆的目的越明确、越具体，记忆的效果越好。

（2）培养兴趣：积极的情绪和独立的思维活动能增强记忆的效果。对识记材料越有兴趣就越能激发个体的积极情绪，促使个体积极地思维，从而促进记忆的保持。

（3）减少干扰：学习时注意力越集中，对识记材料产生的印象越深刻，记忆效果越好。另外，尽量将两种相似的学习材料错开学习，以减少前摄抑制和倒摄抑制的干扰。

（4）加强理解：理解是记忆的基础，尤其是对某些公式、原理、定义理解越深，记忆就越牢。因此在学习过程中要力求理解，融会贯通。

（5）及时复习：由于遗忘的规律是先快后慢，因此复习必须及时。这样可以减少在接受新信息后发生的快速遗忘，收到事半功倍的效果。

（6）合理用脑：注意劳逸结合，在紧张的脑力劳动期间安排适当的休息和户外活动，补充营养，以保持充沛的精力和清醒的头脑。

（7）方法适当：对不同的学习材料运用不同的记忆方法，如地点法、韵律法、归类法、联想法、组块法及动员多种感官参与等，可以提高记忆的效率。

（三）思维

1. 思维的概念 思维（thinking）是人脑对客观事物间接的、概括的反映。思维和感知觉、记忆一样，都是对客观现实的反映，是认知活动的高级形式。通过思维人们可以进一步认识事物的本质特征，找出事物之间的本质联系和规律性。如医护人员巡视病房时，发现某病人面色苍白、呼吸急促、四肢湿冷、脉搏细速，马上会想到病人可能休克了。虽然这时医护人员并没有测血压，但运用已有的知识经验（休克病人会有这些典型表现），对感觉到的现象（面色、呼吸、皮温、脉搏）在头脑中进行了加工、处理，提出假设，检验假设，推断出这个病人可能处在休克状态，这个过程就是思维。

2. 思维的特征 概括性和间接性是思维的两个最基本特征。

（1）概括性：是指对客观事物共同特征和内在规律的本质认识。思维的概括性表现在两个方面：①思维是对一类事物共同的本质特征的认识，如流脑、乙肝、伤寒在临床表现和临床检验上来看是完全不同的疾病，但它们有一个共同的本质特征，都属于传染病；②思维是对事物之间本质联系和关系的认识，如严重内出血的病人能抽到血性腹水，这是医生在积累丰富的临床经验后，通过思维找到的事物之间的本质联系。思维的概括性使人的认识活动摆脱了对具体事物的局限性和对事物的直接依赖性，扩大了人们认识的范围和深度。概括性的水平反映着思维的水平，它是人们形成概念的前提，也是思维活动得以进行的基础。人们的认识水平越高，对事物的概括水平也越高。

（2）间接性：是以其他事物为媒介来获得对客观事物的认识。如护士通过体温计能测知病人是否发热。正是由于思维的间接性，人们才可能超越感知觉提供的信息，认识那些没有直接作用于人的感官的事物及其属性（如原子核内部的结构），从而揭示事物的本质和规律，实现对未来的预测（如天气预报）。

3. 思维的分类 思维有多种不同的分类方式：

（1）根据思维的形式分类：①直观动作思维，指依据实际行动来解决具体问题的思维过程。这是3岁前幼儿的主要思维方式，如幼儿利用掰手指来数数，就是典型的直觉动作思维。②形象思维，指人们利用头脑中的具体形象（表象）来解决问题的思维过程。如让小孩计算5个苹果，吃掉1个，还剩多少个苹果时，在他的头脑中就会出现5个苹果被吃掉1个的表象，这样的思维就是形象思维。这是3～7岁的学龄前儿童的主要思维方式。艺术家、作家、导演、设计师进行创作时更多的也是运用形象思维。③逻辑思维，指运用概念来进行判断、推理，以解决问题的思维过程。如医生诊断疾病，护士运用护理程序，学生学习科学文化知识等都需要运用逻辑思维，它是人类思维的典型形式。

（2）根据思维的方向分类：①聚合思维，又称求同思维，是把解决问题所提供的各种信息集中起来得出一个正确答案的思维。它是一种有方向、有范围、有条理的思维方式。如医生根据病人的临床表现、体格检查、实验室检查的结果给病人诊断疾病的过程。②发散思维，又称求异思维，是指解决一个问题时，思路朝各种可能的方向扩散，从多方面寻求多样性答案的思维活动。如护士为了给病人降温，可以使用冰袋、酒精擦浴、灌肠等方法。

（3）根据思维的创造性分类：①再造性思维，又称习惯性思维。是指人们根据已有的知识经验，按现成的方案和程序直接解决问题。如有经验的护士会让骨折的病人睡硬板床。②创造性思维，是重新组织已有的知识经验、提出新的方案或程序并创造出新的思维成果的思维活动。创造性思维是多种思维的综合表现。创造性思维是人们创造、发明、想象、设计、假设出新的概念、想法或实物的心理活动，如爱因斯坦提出的相对论。

4. 思维的过程　思维是通过一系列复杂的思维操作实现的，这些思维操作主要有以下几种：

（1）分析与综合：分析是指在头脑中把事物的整体分解为各个部分或各个属性的过程。如把一台汞柱式血压计分解为水银测压计、输气球、袖带等。综合是指在头脑中把事物的各个部分、各个属性、各个特征组合成一个整体的过程。如一个长期卧床的病人受压部位出现红、肿、热、触痛，护士可以初步确定为压疮形成。

分析与综合是思维的基本过程，任何思维活动既需要分析，也需要综合。它们是彼此相反而又紧密联系在一起的不可分割的两个方面。

（2）分类与比较：分类是按事物的不同属性进行区别归类。比较是把各种事物或同一事物的不同部分、个别方面或个别特点加以对比，确定它们的异同及它们之间的关系。比较实质上是一种更复杂的分析和综合。没有比较就没有鉴别，人就无法正确地认识事物，做出恰当的判断。如稽留热与弛张热是两种不同的热型，它们的主要区别是稽留热每日温差不超过1℃，而弛张热则在1℃以上，根据热型的不同可以帮助我们鉴别诊断属于何种发热性疾病。

（3）抽象和概括：抽象是在头脑中抽出各种事物与现象的共同特征和本质属性，舍弃个别特征和非本质属性的过程。如从各种各样的笔的不同属性中我们抽象出"笔都可以写字"这一本质属性。概括是在头脑中把抽象出来的共同特征和本质属性综合起来，并推广到同类事物中去的思维过程，如"所有能写字的工具都是笔"。

5. 解决问题的思维过程　解决问题是指由一定情景引起，按照一定目标，应用各种认知活动、技能等，经过一系列的思维操作，使问题得以解决的过程。解决问题的思维过程可分四个阶段：

（1）发现问题：解决问题首先必须发现问题。发现问题是认识到问题的存在或出现，并产生解决问题的需要和动机的过程，而发现问题的前提是善于收集资料、评估资料。如护士对新入院的病人进行入院评估就是为了发现问题。在现实生活中存在各种各样的问题，是否善于发现问题，与一个人的态度、求知欲、知识经验有关。责任心强、求知欲旺、经验丰富、勤于思考的人容易从收集的各种资料中发现问题。

（2）分析问题：分析问题就是在正确评估资料的基础上，找出问题的核心与关键，将问题明确或具体化的过程。如在新病人的诸多问题中最常见的是不适应新环境的问题。只有全面系统地分析有关资料，才容易发现问题的关键所在。分析问题越透彻，提出的问题越准确。分析问题的能力与人的知识经验有关。

（3）提出假设：提出假设就是找出解决问题的方案、策略或途径，这是解决问题的关键。这个方案是针对所提问题尝试性地、有选择性地设计解决这一问题的途径、措施及原则等。如护士可以采取热情接待新病人、向病人介绍医院规章制度、介绍医院环境、介绍负责医生和护士、介绍同室病友等措施来帮助病人解决不适应新环境的问题。

（4）检验假设：是通过实际活动或思维操作验证所提假设是否能够真正解决问题。验证的方法可以是实践检验，也可以是通过智力活动来检验。如果问题能够成功地解决，证明这个假设是正确的，否则假设就是错的，就需要寻找新的方案，重新提出假设。如上述措施能使病人迅速适应医院环境，护士就能证明这些措施是有效的，否则就需要采取新的措施。

在护理工作中，常常会遇到许多复杂的问题，如何顺利地解决这些问题，这就需要护士运用解决问题的科学的思维方法。实际上护理程序就是一种科学的解决问题的工作方法。评估是为了发现问题，确定护理诊断是找出了需要解决的问题，制订护理计划就是提出假设的过程，最后通过实施计划及评价来检验假设的正确性。

6. 思维的品质　良好的思维品质包括以下几个方面：

（1）思维的广阔性：又称思维广度，指善于全面分析问题，顾全大局的思维特性。既看到问题的普遍性，又看到问题的特殊性。具有思维广阔性的人能很好地把握事物的整体及各事物之间的联系。人的观念、知识面、兴趣及思维方式都对思维的广阔性有影响。如思维广阔性较好的护士在确定护理诊断时，不会只局限于病人生理方面的反应。

（2）思维的深刻性：又称思维深度，指善于透过表面现象，深入问题的本质，抓住问题的关键。深刻性强的人不易被事物的表面现象所迷惑，看问题能"入木三分"，总能把握住问题产生的真正原因，发展规律及问题的实质。

（3）思维的灵活性：指在思维过程中，思维活动迅速、果断、应变能力强。思维的灵活性是以深刻、成熟的思维品质为前提的，是建立在科学的思维基础之上的，否则就是思维草率。在医疗和护理工作中非常需要思维的灵活性，尤其是在抢救危重病人时。

（4）思维的独立性：指善于独立思考问题，提出个人的见解，富有开拓和创新精神。缺乏独立性的人常常人云亦云，或盲从迷信，或自以为是。医生在决定医疗方案及护士在运用护理程序的过程中常常需要独立决策，因此培养思维的独立性对医护人员来说很重要。

（5）思维的批判性：指在思维的过程中不受别人暗示的影响，能严格而客观地评价、检查自己和别人的思维成果的思维特性。具备思维批判性的人能深刻认识事物的本质，明辨是非，坚持真理。

（6）思维的逻辑性：指思维的过程能严格遵守逻辑规律或规则，思路连贯流畅、条理清晰、层次分明、概念准确的思维特性。思维的逻辑性能帮助医生从纷繁的资料中理出头绪，作出正确的医疗诊断。

（四）想象

1. 想象的概念　想象（imagination）是对头脑中已有的表象进行加工改造而形成新形象的心理过程，这是一种高级的认知活动，如《西游记》中孙悟空、猪八戒等人物形象的创造。想象不是凭空产生的，想象的素材是表象。表象（image）是人脑对以前感知过的事物形象的反映，是过去感知过的事物痕迹的再现。

2. 想象的意义　爱因斯坦曾说过："想象力比知识更重要，因为知识是有限的，而想象力概括着世界上的一切，推动着进步，并且是知识的源泉。"因此想象对科学的发展、人类的精神生活、人类的学习和进步都是非常重要的。具体表现在：①想象的预见作用：人们通过想象可以预见活动的结果，指导人们活动进行的方向；②想象的补充作用：生活中有许多事物是人们不能直接感知的，如远古的人类生活，宇宙间的变化，但想象能丰富人们的认知，扩大人们的视野，弥补这些知识经验的不足；③想象的替代作用：当人们的某些需要因条件限制不能满足时，人们可以通过想象的方式得到满足。如未亲自去过庐山的人，通过诗人李白"日照香炉生紫烟，遥看瀑布挂前川。飞流直下三千尺，疑是银河落九天"的诗句，同样可想象到庐山瀑布那种气势磅礴、景色壮观的景象。

3. 想象的种类　根据想象时有无预定目的，可分为无意想象和有意想象两类。

（1）无意想象：是一种没有预定目的、不自觉的想象。无意想象是最简单、最初级的想象。如人们看见天上的浮云会自然地想象出各种动物。

（2）有意想象：是根据一定目的，自觉进行的想象。如作家笔下那些栩栩如生的人物，就是通过有意想象创造出来的。根据想象的新颖性和创造性的不同，有意想象可分为：①再造想象：是根据言语的描述或图形的描绘，在头脑中形成新形象的过程。如通过朗读毛泽东的诗词《沁园春·雪》，没有去过北方的人也能想象出千里冰封、万里雪飘的北国风光。②创造想象：是不依据现存的描述在头脑中独立创造出新形象的过程。如鲁迅先生创造的"阿Q"形象。创造想象具有首创性、独立性和新颖性等特点。③幻想：是指向未来，并与个人愿望相联系的想象。它是创造想象的特殊形式，如各种神话、童话中的形象都属于幻想。

（五）注意

1. 注意的概念　注意（attention）是人的心理活动或意识对一定事物的指向与集中。注意的核心在于人对输入的刺激信息进行有选择的加工分析而忽略其他刺激信息。注意本身不是一个独立的心理过程，而是一种伴随感知、记忆、思维、想象等心理过程的一种心理状态。注意不仅是个体进行各种认知活动的重要条件，也是个体完成各种行为的重要条件。没有注意的参与，任何心理活动都难以顺利进行。

2. 注意的特点　指向性和集中性是注意的两个主要特点。

（1）注意的指向性：是对心理活动的对象所做的一个选择和朝向。个体认识事物的能力是有限的，不可能同时关注一切事物，只能有选择地指向特定的事物。注意最基本的功能是对刺激信息进行选择，这种选择功能使人们从大量的信息中选择出重要的信息予以反映，同时排除无意义信息的干扰。

（2）注意的集中性：是指个体在选择某个对象的同时，将心理活动或意识稳定在所选择的对象上，使反映达到清晰和完善的程度。如外科医生做手术时，他的注意力就会高度地集中在病人的手术部位和自己的手术动作上。

人在高度集中自己的注意时，注意指向的范围就缩小，这时他对其他无关事物就会"听而不闻"、"视而不见"了。从这个意义上说，注意的指向性和集中性是密不可分的。

3. 注意的种类　根据注意有无目的以及是否需要意志努力，可以将注意分成无意注意、有意注意和有意后注意三种。

（1）无意注意：无意注意是指没有预定目的，也无须意志努力的注意，如大街上突然响起的警车或救护车尖锐叫声所引起的注意。

引起无意注意的原因包括刺激物本身的特点以及个体本身的状态。刺激物的强度越大、新异性越强、与周围环境的对比性越大、越具有运动变化性，就越容易引起人们的注意。个体本身的状态、情感、需要、兴趣、过去经验等也起一定的作用。某些对个体有意义的异常微弱的刺激也能引起人们的无意注意。

（2）有意注意：有意注意是指有预定目的、需要一定意志努力的注意。它是在无意注意的基础上发展起来的，是人类所特有的心理现象，如护士为病人配药时所保持的注意。

影响有意注意的因素有活动的目的与任务、对活动的兴趣与认识、个体的知识经验、活动的组织、个体的人格特征及意志品质等。一般，活动的目的越明确、越具体，越容易引起和维持有意注意；有趣的事物容易引起有意注意；对比较新异的又和自己的知识经验有一定联系的事物，容易维持注意。一个性格顽强、坚毅的人，易于使自己的注意服从于当前的目的与任务。

（3）有意后注意：有意后注意是指有预定目的，但无须意志努力的注意，如熟练地骑自行车、织毛衣时伴随的注意。这是注意指向一个对象后期出现的一种特殊形式。它同时具有无意注意和有意注意的某些特征，即它和自觉的目的、任务联系在一起，这方面类似于有意注意；但它不需要意志的努力，这方面又类似于无意注意。

4. 注意的基本品质　良好的注意品质应当是注意广度较大，注意稳定，分配能力强，又善于转移。正常人可以通过有意识地训练，使自己的注意品质得到改善。

（1）注意的广度：又称注意的范围，是指在单位时间内所注意的对象数量。注意的广度是可以测定的，用速视器进行测量，成人一般在1/10秒内能注意到8～9个黑色圆点或4～6个没有联系的外文字母。注意广度受知觉对象特点的影响，知觉对象越集中、排列越有规律，注意范围就越广。

（2）注意的稳定性：又叫注意的持久性，是指注意集中某一事物所持续的时间。一般人们集中注意的时间为10分钟左右。注意的稳定性与个体差异和兴趣状态有关，也与训练有关。如外科医生能连续几小时全神贯注地做手术。

同注意稳定性相反的状态是注意的分散，又叫分心。它是指注意离开了当前应当指向和集中的对象，而把注意指向无关刺激的现象。注意的分散可由无关刺激干扰或由单调刺激的长期作用引起；也可以由主观因素引起，如疲劳、情绪不稳等。

（3）注意的分配：是指在同一时间内把注意分配在两种或两种以上活动或对象上的能力。如护士在给病人注射时，要边推药边观察病人反应。注意分配的条件是：同时进行的活动中必须有一项或多项已达到自动化或部分自动化的程度（如推药），个体不需要再消耗认知资源，而能将注意集中在较为生疏的活动上。注意的分配能力可通过实践得到提高，知识经验越丰富、操作越熟练，分配能力也会越强。

（4）注意的转移：是指根据新的任务，有目的地、主动地把注意从一个对象转移到另一个对象上来的能力。如正在配药的护士，听到病人的呼救，能马上投入抢救病人的活动，这就是注意的转移。注意的转移和分散不同，注意转移是有目的地、主动地进行的，而注意的分散是无目的地、被动地进行的。

二、情绪过程

（一）情绪概述

1. 情绪的概念　情绪（emotion）和情感（feeling）是人对客观事物的态度体验及相应的行为反应。情绪是以个体的愿望和需要为中介的一种心理活动。当客观事物或情境符合个体的需要和愿望时，就能引起积极的、肯定的情绪和情感，如渴求知识的人得到了一本好书会感到满意。当客观事物或情境不符合个体需要和愿望时，就会产生消极、否定的情绪和情感，如失去亲人会引起悲痛。它具有独特的主观体验和外部表现，并伴有自主神经系统的生理反应。主观体验（subjective experience）是个体对不同情绪和情感状态的自我感受。每种情绪都有不同的主观体验，通常可以用各种语词加以描述，如害怕、生气、快乐、悲伤，它们代表了人们不同的感受。情绪与情感的外部表现，通常称为表情（emotional expression），是在情绪和情感状态发生时身体各部分的动作量化形式，包括面部表情、姿态表情和语调表情。

2. 情绪和情感的区别和联系   情绪和情感是两种既有区别又有联系的主观体验。

（1）情绪和情感的区别：①情绪与生理需要是否获得满足有关，如由于饮食需要满足与否而引起的满意或不满意、在危及生命时所产生的恐惧、与他人搏斗时所产生的愤怒等。而情感则与人的社会性需要相联系，如由交际的需要、遵守社会道德的需要、精神文化的需要所引起的友谊感和道德感等。因此，情绪是低级的，是人类和动物所共有的；而情感则是人类所特有的，受社会历史条件所制约。②情绪具有明显的情境性、激动性和暂时性，往往由当时的情境引起。一旦情境发生改变，情绪会很快消失，一般是不稳定的。而情感则不同，一般不受情境所左右，具有较大的稳定性、深刻性和持久性。③情绪具有较大的冲动性和较明显的外部表现，如狂热的欣喜、强烈的愤怒或持续的忧郁等。而情感常以内心体验的形式存在，一般较弱，很少有冲动性，如荣誉感、责任感。

（2）情绪和情感的联系：①情绪依赖于情感，情绪的各种不同变化一般都受到已经形成的情感及其特点的制约；②情感也依赖于情绪，人的情感总是在各种不断变动着的情绪中得到自己的表现。离开了具体的情绪过程，人的情感及其特点就不可能现实地存在。因此，在某种意义上可以说，情绪是情感的外在表现，情感是情绪的本质内容。

> • **知识链接** ✔ •
>
> ### 情　商
>
> 　　近年来，心理学家们提出了与智力相对应的概念：情绪智力，通常用情商（EQ）作为衡量的指标。以往人们认为，一个人能否取得成功，智力水平是第一重要的，即智商越高，取得成功的可能性就越大。当今心理学家们普遍认为，情绪智力水平的高低对一个人能否取得成功也有着重大的影响作用，有时其作用甚至要越过智力水平。在他们看来，智力水平的影响作用仅占20%，而情感智力的作用达到80%。
>
> 　　情商主要反映一个人感受、理解、运用、表达、控制和调节自己情感的能力，以及处理自己与他人之间的情感关系的能力。美国哈佛大学教授丹尼尔·戈尔曼在其所著的《情感智商》一书中指出："情商高者，能清醒地了解并把握自己的情感，敏锐感受并有效反馈他人情绪变化，在生活各个方面都占尽优势。情商决定了我们怎样才能充分而又完善地发挥我们拥有的各种能力，包括我们的天赋能力。"他认为情商体现了五个方面的能力：认识自身情绪的能力、妥善管理情绪的能力、自我激励的能力、认识他人情绪的能力、人际关系的管理能力。
>
> 　　情商水平高的人所具备的特点：社交能力强，外向而愉快，不易陷入恐惧或伤感，对事业较投入，为人正直，富于同情心，情感生活较丰富但不逾矩，无论是独处还是与许多人在一起时都能怡然自得。专家们还认为，一个人是否具有较高的情商，和童年时期的教育培养有密切的关系。因此，培养情商应从小开始。

3. 情绪和情感的分类   人类的情绪复杂多样，表现形式多种多样，目前尚无统一的分类。人们可以根据情绪与需要的关系，把快乐、悲哀、愤怒、恐惧作为最基本的情绪形式。

（1）情绪状态的分类：情绪状态是指人在日常生活中，受到某种事件或情境的影响，在一定的时间内所产生的某种情绪。根据情绪发生的强度和持续时间的长短，可分为心境、激情和应激。①心境（mood），是一种比较平静而持久的情绪状态。心境不是关于某一事物的特定体验，而是以同样的态度体验对待一切事物，具有弥漫性的特点。所谓"人逢喜事精神爽"、"感时花溅泪，恨别鸟惊心"，指的就是心境。②激情（intense emotion），是一种强烈的、暴发性的、为时短促的情绪状态。激情通常是由强烈的欲望和明显的刺激引起的。在激情状态下，人的认识范围狭窄，理智分析能力受到抑制，自我控制能力减弱，进而使人的行为失去控制，甚至做出一些鲁莽的行为或动作，不能正确评价自己行动的意义和后果。激情也有积极和消极之分，积极的激情可以成为激励人们积极投入行动的巨大动力。例如，我国发射载人飞船获得成功时兴高采烈、我国运动员在国际比赛中取得金牌时的欣喜若狂，在这些激情中包含着强烈的爱国主义情感，是激励人上进的强大动力。③应激（stress），是由某种意外的、紧迫的环境刺激所引起的高度紧张的情绪状态。例如，司机在驾驶过程中出现危险情景紧急刹车的时刻，军人在排除炸弹的过程中，这时人们所产生的一种特殊的情绪体验，就是应激状态。如果人长期处于应激状态会降低健康水平，导致某些疾病的产生。

（2）情感的分类：情感是人类所特有的与社会性需要相联系的主观体验。人类高级的社会性情感主要有道德感、理智感和美感。①道德感（moral feeling），是人们根据一定的道德标准在评价人的思想、意图和行为时所产生的情感体验。如果一个人的言行符合道德标准，就会产生幸福感、自豪感和自慰感；否则，就会感到不安、自责、内疚等。同样，当别人的言行符合道德标准时，人们会对他产生崇敬、尊重、钦佩等情感，而对那些违背道德标准的思想和行为，人们就会产生厌恶、反感、鄙视、憎恨等体验。②理智感（rational feeling），是在智力活动过程中，在认识和评价事物时所产生的情感体验。例如，人们在探索未知的事件时所表现出的求知欲望、认识兴趣和好奇心，在解决问题过程中出现的迟疑、惊讶、焦躁以及问题解决后的喜悦、快慰，在评价事物时坚持自己见解的热情，为真理献身时感到的幸福与自豪，由于违背和歪曲了事实真相而感到羞愧等都属于理智感。③美感（aesthetic feeling），是根据一定的审美标准评价事物时所产生的情感体验。例如，欣赏锦绣河山、良辰美景、绘画雕刻、绚丽色彩时所体验到的各种情感都属美感。美感的产生依据于个体的审美标准。

（二）情绪理论

美国心理学家詹姆斯（James W，1842—1910）第一个提出了系统的情绪理论之后，现代情绪理论有了很大进展。人们从不同的角度提出了情绪的生理学理论、行为学理论、动机理论和认知理论等，各种理论强调的重点不同，各自所依赖的实验事实也各异。

1. 詹姆斯-兰格理论　詹姆斯和丹麦生理学家兰格（Lange C），分别于1884年和1885年提出了内容相同的情绪理论，他们强调情绪的产生是自主神经系统活动的产物。詹姆斯认为："情绪只是一种身体状态的感觉，它的原因纯粹是身体的。"他说："人们的常识认为，情绪是先在内心觉察到某种事实，然后引起了某种精神上的体验，并且产生了身体上的变化。但我的主张是先有机体的生理变化，而后才有情绪。"他进一步阐述道："我们因为哭，所以悲伤；因为动手打，所以生气；因为发抖，所以怕。并不是我们悲伤了才哭，生气了才打，害怕了才发抖。"他的理论的核心内容是，由环境引起的内脏活动实际上导致了人们所认为的情绪。兰格认为，情绪是内脏活动的结果。他特别强调情绪与血管变化的关系，他说："血管运动的混乱、血管宽度的改变以及与此同时各个器官中血液量的改变，乃是激情真正的最初的原因。"

2. 坎农-巴德理论　坎农（Cannon W）认为，情绪并非外周变化的必然结果，情绪产生的机制不在外周神经系统，而在中枢神经系统的丘脑。因而，坎农的理论又被称作丘脑学说。他认为，情绪产生的基本过程是由外界刺激引起感觉器官的神经冲动，通过传入神经传至丘脑，再由丘脑同时向上向下发出神经冲动。向上反馈至大脑皮质，产生情绪体验；向下激活交感神经系统，引起一系列生理变化。他认为人的情绪体验与生理反应是同时发生的。1934 年，巴德（Bard PA）扩展了坎农的丘脑情绪理论，所以人们通常把他们的观点合称为坎农-巴德理论。丘脑学说存在着历史局限性，忽视了外周变化的意义以及大脑皮质对情绪发生的作用。后来的很多实验证明，下丘脑在情绪的形成中起重要的作用；有些学者进一步提出了网状结构和边缘系统与情绪的关系，对深入探讨情绪的生理机制具有很大意义。

3. 情绪的认知理论　认知理论有多种学说，共同点是认为情绪的产生是刺激因素、生理因素和认知因素协同活动的结果，认知活动在情绪中起着决定性的作用。

沙赫特认为，决定情绪的主要因素是认知。他认为情绪是在认知加工过程中产生的，特别是在当前的认知评价与原来的内部模式不一致时产生。这里"评价"是一个重要概念，被看做是对输入信息和对有机体价值的估计。其基本观点是，生理唤醒与认知评价之间的密切关系和相互作用决定着情绪，情绪状态以交感神经系统的普通唤醒为特征。每种情绪状态在形式上可能略有不同，人们通过环境的暗示和知觉的典型模式对这些状态加以解释和分类。生理唤醒的出现使人依靠对它的认知来确定其情绪的发生。

美国心理学家阿诺德（Arnold MB）在 20 世纪 50 年代提出了情绪的评定-兴奋学说。她认为，刺激情境并不直接决定情绪的性质，从刺激出现到情绪的产生，要经过对刺激的估量和评价，情绪产生的基本过程是刺激情境—评估—情绪。这种认知评价过程往往以过去经验和情境刺激对个体的作用为依据，当机体对环境刺激的评估结果是"好"、"坏"或"无关"时，个体分别以趋近、回避或忽视的具体情绪作出反应。她强调这种评价过程发生于生理反应、情绪体验和行为变化之前。评估常以直觉和自然评估为主，以经过考虑的价值判断作为补充。因此，虽然属于同一刺激情境，由于评估不同会产生不同的情绪反应。例如，在深山老林中遇到一只老虎，肯定会引起恐惧；而在动物园中观赏老虎，则会感到很有趣。这正是由于对刺激情境的认知评价不同而引起截然不同的情绪体验。阿诺德认为，情绪的产生是大脑皮质和皮下组织协同活动的结果，大脑皮质的兴奋是情绪行为的最重要的条件。

（三）情绪的意义

情绪、情感是人的精神活动的重要组成部分，在人类的心理活动和社会实践中，有着极为重要的作用，这些作用主要是通过情绪和情感对行为的调节、对行为效率的影响以及对外界环境的适应等方面实现的。

1. 情绪、情感对工作效率的影响　从情绪、情感的两极性来看，既有积极的一面，又有消极的一面。一般来说，积极的情绪、情感能够提高人的活动能力、充实人的体力和精力；消极的情绪、情感能抑制人的活动能力、降低人的体力和活力。积极的情绪、情感有助于工作效率的提高，而消极的情绪、情感则会影响工作效率。但是经过心理学家们的实验研究证实，消极情绪不一定在所有时候都会降低工作效率，比如焦虑在适度的情况下也会提高工作效率。

情绪可以影响和调节认知过程。研究证明，当情绪的唤醒水平达到最佳状态时，操作效率最高；情绪唤醒水平极低时，人处于深度睡眠状态；情绪唤醒水平过高，则会干扰操作，影响工作效率（图2-10）。可见，适当的紧张情绪状态往往可以维持人们对任务的兴趣和警觉，有利于工作效率的提高。

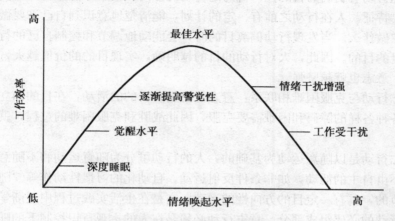

图 2-10 情绪与工作效率关系示意图

2. 情绪可以调节社会交往和人际关系 情绪、情感是在一个人与周围客观世界相互作用的过程中发生的，这种相互作用也包括人与人之间的相互交往和相互影响，并由此形成一种动态的人际关系。换句话说，情绪、情感是人与人之间交往联系的纽带，是评价和判断人际关系的主要指标。积极的情绪和情感带来良好的行为，有利于人际关系的融洽；消极的情绪和情感影响人与人之间的沟通和对信息的理解，甚至产生曲解，从而带来不良的行为，有损于人际关系的融洽。

3. 情绪、情感对心身健康的影响 现代心理学、生理学和医学的研究成果表明，情绪对人的心身健康具有直接的作用，可以说情绪主宰着健康。负性情绪如焦虑、抑郁、悲伤、苦闷等常常会损害人正常的生理功能和心理反应，严重时可导致心身障碍。例如，人在恐惧或悲哀时胃黏膜变白、胃酸停止分泌，可引起消化不良；而在焦虑、愤怒、憎恨时，胃黏膜充血、胃酸分泌增多，从而引起胃溃疡。负性情绪不仅会影响消化系统的功能，而且也会影响内分泌系统、免疫系统和心血管系统的功能，从而导致内分泌失调、免疫力下降、心血管功能紊乱，引起高血压、冠心病、糖尿病和风湿病。正性情绪如乐观、开朗、心情舒畅等能提高大脑及整个神经系统的活力，使体内各器官的活动协调一致，有助于充分发挥整个机体的潜能，有利于人的心理和生理两方面的健康。实际上，护理心理学研究的许多问题，包括疾病的心理病因学、心理评估、心理干预、康复心理和心理护理等都涉及情绪问题。情绪研究在临床护理中也具有重要的理论和实践意义，涉及不良情绪对各种疾病的产生、发展过程的影响，以及如何改善病人的情绪反应等问题。

三、意 志 过 程

（一）意志的概念和特征

1. 意志的概念 意志（will）是有意识地支配、调节行为，通过克服困难，以实现预定目的的心理过程。意志是意识的能动成分，充分体现了人的心理活动的主观能动性，这种能动性表现为根据预定目的对行为进行调节和控制。近代护理学的创始人南丁格尔，坚强的意志使她克服种种困难，坚持艰苦奋斗，终于为近代护理学奠定了基础。所以，意志是一种力量，没有这种力量，人很难达到预定的目标。

2. 意志的特征　意志通过行动表现出来，受意志支配的行为称为意志行动。

（1）意志行动有明确的目的性：目的是行动的方向和结果，能够自觉地确立目的是人的行为的首要特征。人在行动之前有一定的计划，能清楚地意识到自己需要做什么、准备做什么及正在做什么。当发现行动偏离目的时，会能动地调节和控制自己的行动，使行动继续指向既定的目的。因此，人对行动的目的越明确，实现目的的价值越大，克服困难的动力也越大，意志也就越坚强。

（2）意志行动与克服困难相联系：意志行动是有目的的活动，在目的确立和实现的过程中总是有各种各样的障碍和困难需要克服，因此战胜和克服困难的过程，就是意志行动的过程。

（3）意志行动是以随意运动为基础的：人的行动可分为随意运动和不随意运动。不随意运动是指不由自主的活动，如非条件反射运动，自动化的习惯性动作等。随意运动是受主观意识调节的，具有一定目的方向性的运动。它是在生活实践过程中逐渐学习获得的动作，是意志行动的必要组成部分。意志行动必须是在人的主观意识控制下的随意运动，所以随意运动是意志行动的基础。

意志行动的三个基本特征是相互联系的。目的性是意志行动的前提，克服困难是意志行动的核心，随意运动是意志行动的基础。

（二）意志的品质和培养

1. 意志的品质　人在意志行动过程中所表现出来的比较明确的、稳定的方面，就是意志品质。

（1）意志的自觉性：是指一个人在行动中具有明确的目的性，并充分认识行动的社会意义，使自己的行动服从于社会要求方面的品质。这种品质贯穿于意志行动的始终，是意志产生的源泉。具有意志自觉性的人能独立地支配自己的行动，不轻易接受外界影响而改变原来的决定；能够广泛听取别人的意见和建议，不拒绝一切有益的意见，有自知之明；敢于坚持真理，百折不挠地排除万难，勇往直前地执行决定，并能对行动过程及结果进行自觉地反思和评价。与自觉性相反的意志品质是易受暗示性和独断性。易受暗示性的人，行动缺乏主见和信心，而且容易受到别人的影响，因而常常随便改变原来的决定。独断性的人则盲目地自信，不考虑自己采取的决定是否合理，拒绝他人的合理意见和劝告，一意孤行，固执己见，结果只能在客观规律面前碰得头破血流。

（2）意志的果断性：是指善于明辨是非，迅速而合理地采取决定和执行决定的品质。具有意志果断性的人，在需要立即行动时，能当机立断，及时而勇敢地作出决定，使意志行动顺利地进行；而当情境发生新的变化，需要变更行动时，能够随机应变，毫不犹豫地作出新的决定，以便更加有效地执行决定，完成意志行动。果断性是以勇敢和深思熟虑为前提条件，是个人的聪敏、学识、机智的有机结合。与果断性相反的意志品质是优柔寡断和草率决定。优柔寡断的人，遇事犹豫不决，迟迟做不出取舍，即使执行决定也是三心二意。草率决定的人则相反，在没有明辨是非之时，就不负责任地做出决定，凭一时冲动冒失行事，而不考虑主、客观条件和行动的后果，是意志薄弱的表现。

（3）意志的自制性：是指一个人善于控制和支配自己行动的品质。具有意志自制性的人，在任何情况下都能保持清醒的头脑，能控制自己的情感不受外界干扰的影响，坚持完成意志行动；能克制自己的行动，遇事三思而后行，坚持执行已经采取的决定。"富贵不能淫，贫贱不能移，威武不能屈"就是意志自制性的表现。与自制性相反的意志品质是任性和怯懦。任性的人不能约束自己的言论和行动，不能控制自己的情绪，行为常常被情绪所支配。怯懦的人胆小怕事，遇到困难或因情况变化时惊慌失措，畏缩不前。任性和怯懦的共同特点是不能有效地调节、控制自己，自我约束力差，这也是意志薄弱的表现。

（4）意志的坚韧性：是人在意志行动中坚持决定，以充沛的精力和顽强的毅力，百折不挠地克服一切困难，实现预定目标的品质。具有坚韧性的人善于长久地坚持业已开始的符合目的的行动，做到锲而不舍，有始有终；善于抵御不符合行动目的的种种主客观诱因的干扰，做到千纷百扰，不为所动。即使对于枯燥无味的工作，也不半途而废，能努力做出优异成绩。意志的坚韧性不同于执拗。性格执拗的人，其特点是只能刻板地依照一成不变的计划行事，不知道敏锐地觉察情势的变化，不善于及时根据新情况，相应地修正行动方式乃至行动目的，并相应地改变自己的行动。良好的意志品质，不仅表现在坚持贯彻既定的目标，而且表现在必要时善于当机立断地改变旧的决定，采取新的决定。肆意妄为、顽固、执拗、一意孤行、我行我素则是意志薄弱的表现。

2. 意志品质的培养 坚强的意志品质不是天生的，而是后天培养起来的。培养良好的意志品质，要从以下几个方面着手：

（1）树立远大的理想和健康的人生观是培养意志的决定条件：顽强意志的动力来自于崇高而伟大的理想和健康的人生观。

（2）脚踏实地，从小事做起：千里之行，始于足下。坚强的意志不可能形成于一旦，是在日常学习、工作和生活实践中逐步培养起来的。

（3）加强困难的磨炼：勇于奋斗、知难而上的人，才能成为意志坚强的人。因此，在学习、工作和生活之中要有意识地让青年人面对和克服困难，让他们在挫折和困难面前，不退缩、不自卑，并积极地克服内外障碍，才能在困难和挫折中积累经验和磨炼意志。

（4）进行自我教育：当一个人提出特别的任务去培养和加强自己的意志并且在这方面采取实际行动时，这就是意志的自我教育。意志的自我教育主要通过自我提醒、自我约束、自我反省不断地鞭策和激励自己，去达到既定的目的，并在不断克服困难、达到目的的过程中，使人的意志品质得到发展。

·•知识链接 ▼·•

逆　商

逆商（AQ）：就是指人们对待逆境的态度和摆脱逆境推动人生发展的能力。

除了智商、情商外，近年来又流行一个新概念：挫折商（逆商）。IQ、EQ、AQ并称3Q，称为人们获取成功必备的法宝。有专家甚至断言，100%成功＝20%IQ＋80% EQ 和 AQ。

AQ 来自英文 Adversity Quotient，一般被译为挫折商或逆商。

心理学家认为，一个人事业成功必须具备高智商、高情商和高挫折商这三个因素。在智商都跟别人相差不大的情况下，挫折商对一个人的事业成功起着决定性的作用。

●知识链接　✓●

　　所谓"逆商"是人们面对逆境，在逆境中成长的能力商数，用来测量每个人面对逆境时的应变和适应能力的大小。逆商高的人面对困难时往往表现出非凡的勇气和毅力，锲而不舍地将自己塑造成一个立体的人；相反，那些逆商低的人则常常畏畏缩缩、半途而废，最终一败涂地。

　　高逆商可以化逆境为顺境。每个人在其生存发展中，有风和日丽、阳光明媚的顺境，也有令人寸步难行、十分难熬的逆境。逆境看起来似乎是对人的折磨和摧残，但逆境更能磨炼人的意志，激励人们克服前进道路上的障碍和困难，使人风雨兼程，奋发向上，取得人生的辉煌。

　　所以说，在人生的攀越过程中，智商、情商、逆商，为不可缺少的三种因素，它们相互联系、相互作用，共同影响着人的发展。

（戴肖松　吴　斌）

第三节　人　格

一、人格概述

（一）人格的概念

　　人格（personality）一词是从拉丁文 person 演变来的，原意是指希腊戏剧中演员戴的面具。面具随人物的不同而变换，体现了角色特点和人物性格，就如同我国戏剧中的脸谱一样。心理学沿用面具的含义，转意为人格，其中包含了两个意思：①指一个人在人生舞台上所表现出来的种种言行，人遵从社会文化习俗的要求而做出的反应。人格所具有的"外壳"，就像舞台上根据角色要求所戴的面具，表现出一个人外在的人格品质。②指一个人由于某种原因不愿展现的人格部分，即面具后的真实自我，这是人格的内在特征。

（二）人格的特征

1. 独特性　一个人的人格是在遗传、成熟和环境、教育等先后天因素的交互作用下形成的。不同的遗传、生存及教育环境，形成了各自独特的心理特点。人与人没有完全一样的人格特点。

2. 稳定性　人格的稳定性是指个体的人格在一定程度上保持不变的特征。但在行为中偶然发生的、一时性的心理特性，不能称为人格。人格的稳定性是相对的，人格特征也可以随着生理成熟和环境改变，而产生或多或少的变化。

3. 统合性　人格是由多种成分构成的一个有机整体，具有内在一致性，受自我意识的调控。人格的统合性是心理健康的重要指标。当一个人的人格结构在各方面彼此和谐一致时，他的人格就是健康的，否则，会出现适应困难，甚至出现"人格分裂"。

4. 功能性　人格决定一个人的生活方式，甚至决定一个人的命运，因而是人生成败的根源之一。当面对挫折与失败时，坚强者发奋拼搏，懦弱者会一蹶不振，这就是人格功能的表现。

（三）人格形成的影响因素

　　影响人格形成的因素是多方面的，一般认为人格是在遗传与环境的交互作用下逐渐形成的，其中环境和教育起着更为重要的作用。

1. 生物因素 由于人格具有较强的稳定性特征，因此人格研究者更注重遗传因素的作用。许多心理学家认为，同卵双生子具有相同基因，他们之间的任何差异都可归结为环境因素的作用，认为双生子研究是研究人格遗传因素的最好方法。高特斯曼（Gottesman）、艾森克（Eysenck）、弗洛德鲁（Floderus）等人都对此进行了大量研究，对遗传作用得出的共同看法是：①遗传是人格不可缺少的影响因素；②遗传因素对人格的作用程度随人格特征不同而异；③人格的发展是遗传与环境两种因素交互作用的结果。

2. 社会文化因素 每个人都处在特定的社会文化环境中，文化对人格的影响是很重要的。社会文化塑造了社会成员的人格特征，使其成员的人格结构朝着相似性的方向发展，这种相似性具有维系社会稳定的功能，又使得每个人能稳固地"嵌入"整个文化形态里。社会文化对人格的塑造作用，还表现在不同文化的民族有其固有的民族性格。

3. 家庭环境因素 家庭是人格养成的启蒙地。家庭的经济、政治地位，父母的受教育水平、教育观点和方法，家庭成员间的关系，家庭气氛，子女在家庭中的角色都从各方面影响人格形成。家庭是"人类性格的工厂"，它塑造了人们不同的人格特征。

4. 早期童年经验 有关早期童年经验对人格的影响力中国有句俗话："三岁看大，七岁看老"。斯毕兹（Spitz）、伯恩斯坦（Burnstein）、鲍尔毕（Bowlbi）等人研究得出的结论是，儿童心理健康的关键在于婴幼儿与母亲建立的一种和谐而稳定的亲子关系。总之，人格发展的确受到童年经验的影响，幸福的童年有利于儿童发展健康人格，不幸的童年也会使儿童形成不良的人格。但两者不存在一一对应的关系，溺爱也可能使孩子形成不良的人格特点，逆境也可能磨炼出孩子坚强的性格。

5. 自然物理因素 生态环境、气候条件、空间拥挤程度等这些物理因素都会影响到人格的形成和发展。有很多研究说明了生态环境对人格的影响。另外，气温也会提高人的某些人格特征的出现频率。

二、人格倾向性

(一) 需要

1. 需要的概念 需要（need）是有机体内部的一种不平衡状态，它表现在有机体对内部环境或外部生活条件的一种稳定的要求，并成为有机体活动的源泉。这种不平衡状态包括生理和心理两个方面。例如，血液中水分的缺乏，会产生喝水的需要；血糖成分下降，会产生饥饿求食的需要。在需要得到满足后，这种不平衡状态暂时得到消除；当出现新的不平衡时，新的需要又会产生。需要是个体活动的基本动力，是个体行为动力的重要源泉。需要是人和动物所共有的，但是人的需要和动物的需要有着本质的区别。人的需要主要是由人的社会性决定的，具有社会的性质；人的需要的内容以及满足需要的手段也和动物不同；由于人有意识，人的需要受到意识的调节和控制。

2. 需要的种类 人的需要是多种多样的，按起源可分为自然需要和社会需要；按指向的对象可分为物质需要和精神需要。

（1）自然需要和社会需要：自然需要也称生物学需要或生理需要。生理需要是人和动物共有的最基本的需要，如进食、饮水、运动、休息、睡眠、觉醒、排泄和性等。它们是保护和维持有机体生存和种族繁衍所必需的。如果正常的生理需要得不到满足，将严重影响个体的心身健康。社会需要并非与生俱来，是人类在社会环境中发展起来的。例如，对社会交往、劳动生产、文化学习以及对道德规范的需要等都是社会需要。这些需要反映了人类社会的要求，对维系人类社会生活、推动社会进步有重要的作用。

（2）物质需要与精神需要：物质需要是个体对生存和发展所必需的物质生活的需要，既包括对自然界产物的需要，又包括对社会文化产品的需要。物质需要既有自然需要的内容，也有社会需要的内容。例如，在对服装的需要中，既有满足人们御寒、防晒等自然需要的内容，也有满足人们自尊、追求美的社会需要的内容。精神需要是个体对生存和发展所必需的精神生活的需要，例如对劳动、交往、审美、道德、创造等的需要。随着社会的进步和社会生产力的发展，人类所特有的精神需要不断发展。

3. 需要层次理论   需要层次理论是由美国心理学家马斯洛提出的，他认为人的发展的一个最简单原则就是满足各层次的需要。他将人类的需要按其发展顺序及层次高低分为5个层次（图 2-11）。

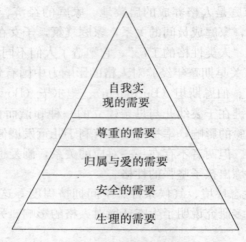

图 2-11   人类需要的层次

（1）生理的需要：主要是指人对食物、水分、空气、睡眠、性的需要等。在人的所有需要中，生理需要是最重要也是最有力量的，当一个人被生理需要所支配时，其他的需要就会处于次要地位。

（2）安全的需要：表现为人们要求稳定、安全、受到保护、有秩序，能免除恐惧和焦虑等。例如，人们希望得到一份较安定的职业，愿意参加各种保险，这些都表现了他们的安全需要。

（3）归属与爱的需要：个人要求与其他人建立感情的联系或关系，如结交朋友、追求爱情、参加一个团体并在其中获得某种地位等，就是归属和爱的需要。

（4）尊重的需要：包括自尊和受到别人的尊重。自尊需要的满足会使人相信自己的力量和价值，使他（她）在生活中变得更有能力，更富有创造性。相反，缺乏自尊会使人感到自卑，没有足够的信心去克服所面临的困难。

（5）自我实现的需要：人们追求实现自己的能力或潜能，并使之完善化。在人生道路上自我实现的形式是不一样的，每个人都有机会完善自己的能力，来满足自我实现的需要。

马斯洛认为，这五种需要都是人的最基本的需要，是天生的、与生俱来的。它们之间的关系是：需要的层次越低，力量就越强，潜力越大；在高级需要得到满足之前，必须先满足低级需要；在人类进化以及个体发展中，低级需要出现得较早，而高级需要出现得较晚。低级需要直接关系到个体的生存，当这些需要得不到满足时，个体将出现直接的生命危机，如食物供给不足可直接导致生命危险；高级需要不是维持个体生存所绝对必需的，但是高级需要与人的健康成长紧密联系，高级需要的满足可以使人得到生理和心理的健康。

●知识链接●

明确自己的需要

　　一个欧洲观光团来到非洲的一个原始部落，见部落里有一位老者正在菩提树下做草编。一位法国商人问这些草编多少钱？老者微笑地回答："10个比索。"商人继续问："假如我买10万顶草帽和10万个花篮呢？"老者回答："那样的话，就得要20比索一件。"商人简直不敢相信自己的耳朵，大声质问为什么。老者回答："做10万顶一模一样的草帽和10万个一模一样的花篮，会让我乏味透顶的。"是呀，在追逐财富的过程中，许多现代人忘记了金钱以外的很多需求，忘记了自己的真实需要，倒是这位老者明白自己的需要。

（二）动机

1. 动机的概念　　动机（motive）是由一种目标或对象所引导、激发和维持的个体活动的内在心理过程或内部动力。也就是说，动机是一种内部心理过程，而不是心理活动的结果。对于这种内部过程，人们不能进行直接地观察，只能对它进行推测。根据什么去推测呢？动机有两个明显的特征：选择性和活动性。动机的选择性特征使动机指向需要的对象，据此，人们可以推测出动机的所在。人们还可以从动机的活动性特征，推测动机的强度。

　　动机有三种功能：①激活功能：动机具有发动行为的作用，能推动个体产生某种活动，使个体由静止状态转向活动状态，如为了解除干渴而引起寻觅水的活动。动机活动力量的大小，是由动机的性质和强度决定的。一般认为，中等强度的动机有利于任务的完成。②指向功能：动机不仅能激发行为，而且能将行为指向一定的对象或目标。例如，在成就动机的驱使下，人们会主动选择具有挑战性的任务等。可见，动机不一样，个体活动的方向和追求的目标是不一样的。③维持和调整功能：动机具有维持功能，表现为对行为的坚持性上。当动机激发个体的某种活动后，这种活动能否坚持下去，同样要受动机的调节和支配。如果活动指向个体追求的目标，其动机就会强化，这种活动就能坚持下去；如果活动偏离了追求的目标，其动机就得不到强化，这种活动就会减弱或停止。

2. 动机的种类　　人类的动机极为复杂多样，因而分类角度也很不相同。

（1）主导动机和辅助动机：根据动机对行为作用的大小，可以将动机分为主导动机（优势动机）和辅助动机。人的行为实际上是由不同重要性的动机构成的动机系统决定的。在这个动机系统中，主导动机可以抑制那些与其目标不一致的动机，对个体的行为起决定性作用；辅助动机则处于从属地位。

（2）生理性动机和社会性动机：根据动机的起源，可以把动机分为生理性动机和社会性动机。生理性动机是以个体生理需要为基础的动机，如饥饿、渴、排泄、性欲动机等。社会性动机是以人的社会性需要为基础的动机，如劳动、交往、兴趣、成就动机等。

（3）内部动机和外部动机：根据引起动机的原因，可以将动机分为内部动机和外部动机。内部动机是由内部因素引起的动机，外部动机则是由外界刺激的作用而引起的动机。例如，有的学生刻苦学习是因为他们在学习方面有强烈的好奇心、求知欲、兴趣、责任心、上进心等，这种学习动机就是内部动机；有的学生努力学习只是为了得到父母和老师的表扬和奖励，避免批评和惩罚，这种学习动机就是外部动机。

（4）近景性动机和远景性动机：根据动机引起的行为与目标之间的远近关系，可以将动机分为近景性动机和远景性动机。近景性动机是指与近期目标相联系的动机；远景性动机则是与较长远的目标相联系的动机。例如，学生在确定选修课程时，有的考虑今后走上社会、踏上工作岗位的需要，这种选择动机是远景性动机；有的只是考虑眼下是否容易通过考试，这种选课动机是近景性动机。

3. 动机冲突　在现实生活中，由于人们有多种需要，于是就会形成多种动机。当几种动机在最终目标上相互矛盾或相互对立时，这些动机就会产生冲突。如果几种相互对立的动机在强度上差异较大，强度较大的动机必然成为优势动机，这时个体易作选择。如果几种相互对立的动机在强度上差异较小，这时个体在选择时就会难以取舍，从而产生相互矛盾的心理状态，即形成动机冲突。通常，动机冲突是专指这种较为明显的两种动机之间的冲突。常见的动机冲突有三种基本形式：

（1）双趋冲突：两个目标对个体具有相同的吸引力，并引起相等的两个动机，但又必须选择其中之一而要放弃另一个时所引起的冲突，即造成"熊掌与鱼不可兼得"的难于取舍的矛盾心理状态。例如，晚上既想看书，又想看球赛。

（2）双避冲突：两个事物同时将对个体产生威胁，产生同等强度的逃避动机，但迫于环境和条件，只能接受一个才能避开另一个，即造成"前怕狼，后怕虎"的左右为难、进退维谷的心理紧张状态。例如，对一位必须在手术与药物治疗间做出选择的病人来说，他既恐惧手术的危险又担心药物的毒副作用，因而易陷入双避冲突之中。

（3）趋避冲突：对单一的事物同时产生两种动机，一方面是好而趋之，一方面又恶而避之，"想吃鱼又怕腥"。一个病人总希望手术能治好自己的病，但又害怕做手术，这种矛盾心理就形成了动机的趋避冲突。

动机冲突、心理矛盾对人来说，既有积极的意义，又有消极的作用。人经过对冲突的选择，最后做出符合现实和个体动机的决定来解决问题，这是动机冲突产生的积极意义。其消极作用会给人带来焦虑和不安，问题不能解决，若持续时间较长可以引起个体的心理障碍，影响人的心身健康。

（三）兴趣

1. 兴趣的概念　兴趣（interest）是个体对一定事物所特有的稳定而积极的态度倾向。它表现为个体对某事物或从事某种活动的选择性态度和积极的情绪反应。

兴趣是在需要的基础上，在活动中发生、发展起来的。需要的对象也就是兴趣的对象。正是由于人们对于某些事物产生了需要，才会对这些事物发生兴趣。它能对个体的活动产生极大的推动力，从而促使个体为满足其对客观事物的需要或实现自己的目标而积极努力。

2. 兴趣的分类　根据兴趣指向的目标，可以把兴趣分为直接兴趣和间接兴趣。

（1）直接兴趣：直接兴趣是由事物、活动本身所引起的兴趣，如旅游、运动等。

（2）间接兴趣：间接兴趣是指由事物未来的结果、意义所产生的兴趣。兴趣往往与个人的目标相联系，有较强的目的性。如护理人员对护理操作本身并不感兴趣，而对其结果即病人能够顺利康复感兴趣。

3. 兴趣的品质 兴趣有以下几种品质：

（1）兴趣的广度：广度是指兴趣范围的大小。日常生活中，有的人兴趣广泛，多才多艺；而有的人兴趣单一，常常将自己禁锢在某一两个专业领域或者小圈子里。一般来说，广泛的兴趣有利于人们获得较广博的知识。

（2）兴趣的指向性：指向性是指兴趣指向于一定的对象或现象。它反映了人们对某个特定领域产生了浓厚、强烈的兴趣，推动人们较深刻地认识客观世界。

（3）兴趣的持久性：持久性是指在某一事物上或领域内所持续时间的长短。

（4）兴趣的效能性：效能性是指某些兴趣活动产生的效果。它能积极推动人的活动，提高活动的效能。

三、人 格 特 征

（一）能力

1. 能力的概念 能力（ability）是人顺利地完成某种活动所必需的心理特性。能力在活动中表现出来，并在活动中得到发展。当一个人能顺利完成某种活动时，也就多少表现了他的能力。能力的高低直接影响活动的效率，直接决定活动的完成。在完成某种活动中，各种能力独特的结合称之为才能。

2. 能力的分类 人的活动种类繁多，因而人的能力也是多种多样的，可以从不同的角度对人的能力进行分类。

（1）一般能力和特殊能力：一般能力即智力，是指在许多基本活动中表现出来的能力，如观察力、记忆力、抽象概括力、想象力等。任何活动的顺利完成，都和这些能力的发展分不开。特殊能力是指在某种专业活动中表现出来的能力，它是顺利完成某种专业活动的心理条件。例如，音乐家区别旋律的能力、音乐表象能力以及感受音乐节奏的能力等，都属于特殊能力。

（2）模仿能力和创造能力：模仿能力（imitative ability）是指人们通过观察别人的行为、活动来学习各种知识，然后以相同的方法作出反应的能力。例如，子女模仿父母的说话、表情，影迷模仿演员的动作、服饰，儿童通过字帖模仿前人的书法等。创造能力（creative ability）是指产生新思想、发现或创造新事物的能力。一个具有创造力的人往往能超脱具体的知觉情景、思维定势、传统观念和习惯势力的束缚，在习以为常的事物和现象中发现新的联系和关系，提出新的思想，创造新的事物。科学家建构新的理论，发明家创造出新的产品，作家创造出新的作品，都需要不同程度的创造力。

3. 能力的个体差异 人的能力有大有小，智力水平有高有低。能力的差异可以从质和量两方面来分析，质的差异为能力类型上的差异，量的差异则表现在能力的发展水平和能力表现年龄上的差异。

（1）能力的类型差异：人的能力可以在感知觉、表象、记忆、言语、思维等方面表现出一定的差异。在每个人的智力结构中，由于先天因素的差异，再加上环境、教育、实践活动以及年龄等诸多因素的影响，从而形成了人与人之间能力上的差异。

（2）能力发展水平的差异：各种能力的形成都有发展水平上的差异，比如，智力的发展在整个人群中呈常态分布，即两头小、中间大。这说明非常优秀与智力缺陷者都处于两端，人数很少；而绝大多数人处于中间的不同层次水平上。在相同条件下，如果一个人在某种活动中表现出比别人高的成就表明其有较高的能力。与之相反，一些人的活动效果不好，一般表明其相应方面的能力较低。

（3）能力表现的年龄差异：主要指能力形成的早晚差异。比如，曹植7岁能诗，王勃10岁能赋，高斯3岁就能纠正父亲计算中的错误。但也有人的能力表现较晚，被称为大器晚成，如齐白石40岁才表现出绘画的才能，达尔文、爱迪生小时候并未显示出过人的智慧，后来都成了世界著名的大科学家。当然，不论是才华早露还是大器晚成，他们毕竟是少数人，一般人的智力得以充分表现都在20～40岁之间。

（二）气质

1. 气质的概念 气质（temperament）是表现在心理活动的强度、速度、灵活性与指向性等方面的一种稳定的心理特征，即人们平时所说的脾气，与人的生物学素质有关。

气质是个人生来就具有的心理活动的动力特征。气质不是推动个体进行活动的心理原因，而是使人的心理活动具有某种稳定的动力特征。所谓心理活动的动力特征，是指心理过程的强度（如情绪体验的强度、意志努力的程度）、心理过程的速度和稳定性（如知觉的速度、思维的灵活程度、注意力集中时间的长短）以及心理活动的指向性特点（如有的人倾向于外部事物或倾向于内心世界）等方面在行为上的表现。气质具有明显的天赋性，较多地受个体稳定的生物因素制约。这一点可以从婴儿身上发现，如有的总是喜吵闹、好动、反应灵活，有的却比较平稳、安静、反应缓慢。气质在环境和教育的影响下，可能有所改变，但其变化很慢，几乎看不出其变化。

2. 气质的类型 气质类型是指在某一类人身上共同具有的典型气质特征的有机结合。古希腊著名医学家希波克拉底按人体内所含四种体液（血液、黏液、黄胆汁、黑胆汁）的多少来区分和命名气质，提出多血质、黏液质、胆汁质和抑郁质四种类型。希波克拉底用体液多少来解释气质的类型，虽然缺乏科学依据，但人们在日常生活中确实能观察到这四种气质类型的典型代表。所以，这四种气质类型的名称，为许多学者所采用，一直沿用至今。俄国的生理学家巴甫洛夫根据神经过程的基本特征（强度、均衡性及灵活性）的不同结合，把人的高级神经活动分为四种类型，即活泼型、安静型、兴奋型和抑郁型，与希波克拉底提出的四种气质类型也是相吻合的，有着对应关系，见表2-1。但是实际生活中，典型的气质类型是不多见的，多数是两种或多种气质的混合型。

表 2-1 气质类型、高级神经活动类型及行为表现特征

气质类型	高级神经活动类型	行为表现特征
多血质	活泼型	活泼、易感、好动，敏捷而不持久，适应性强，注意易转移，兴奋易变换，情绪体验不深刻且外露
黏液质	安静型	安静沉着，注意稳定，善于忍耐，情绪反应慢且持久而不外露，容易冷淡、颓唐
胆汁质	兴奋型	精力充沛，动作有力，性情急躁，情绪易爆发，体验强烈且外露，不易自制，易冲动
抑郁质	抑郁型	反应迟缓，敏感怯懦，情绪体验深刻、持久不易外露，动作缓慢，易伤感，孤僻，善观察小事细节

3. 气质的意义 气质是重要的个性心理特征，不仅与人的心理现象有密切的关系，还在个体活动中发挥着十分重要的作用。了解气质，对医学生来说既有理论意义，又对其

社会实践活动如学习、求职、护患交往等有重要的现实意义。

（1）气质类型不决定人的智力水平和社会价值：从前面对气质类型特征的分析中可以明显地看到，各种气质都有其积极特点和消极特点，气质类型本身并无好坏之分，应该破除认为这种气质类型好、那种气质类型坏的偏见。再者，气质并不决定一个人的道德品质、智力水平和社会价值。在世界各国的杰出人物中，各种气质类型的代表人物都有，如普希金是胆汁质，列宁是多血质，克雷洛夫是黏液质，达尔文是抑郁质。

（2）气质与临床护理工作：在护理工作中，分析观察病人的不同气质类型对做好系统化整体护理工作十分重要。例如，对于同样的疾病痛苦，胆汁质者可能无所谓，多血质者可能面部表情十分丰富，黏液质者可能忍耐无声，而抑郁质者则可能叫苦不迭、焦虑不安。通常，多血质的人因其比较乐观、健谈，对自身疾病的认识积极客观，故而护患关系较易沟通，语言劝导往往能够奏效。黏液质的人因情感不外露，且比较固执己见，对其要进行耐心细致的劝导，防止简单粗暴的说教。对胆汁质的人要特别注意晓之以理，动之以情，稳定其情绪，防止冲动行为的产生。而对抑郁质的人，关键是用积极的生活态度启发他们，从各方面对其多加关心，语言要谨慎，杜绝医源性的不良暗示。

（3）气质与健康：气质并无好坏之分，但每种气质都有有利或不利于心身健康的一面。例如，孤僻、抑郁、情绪不稳定、易冲动等特征都不利于心身健康，而且是某些疾病的易感因素。对神经系统弱型的抑郁质的人来说，承受外界刺激的能力较低，容易在不良因素的刺激下导致抑郁症、癔症或心身疾病。而对于神经系统强而不均衡的胆汁质的人来说，经常处于兴奋、紧张和压力之下，容易患双相情感障碍、心血管病或心身疾病。

（三）性格

1. 性格的概念 性格（character）是个体对客观现实稳定的态度及与之相适应的习惯化的行为方式。人的性格是在实践活动中形成和发展起来的，并在活动中表现出来。人在现实的生活中，受客观事物的种种影响，特别是社会环境的种种影响，并通过认识、情绪和意志活动在个体的反映机构中保持下来，而形成对客观现实的各种态度。当这些态度一旦巩固下来，就会构成一定的态度体系，并以一定的方式表现在个体的行为中，构成个体所特有的行为方式，也就形成了其性格特征。

2. 性格的特征 性格是十分复杂的心理现象，包含着各个侧面，具有各种不同的性格特征，这些特征在不同的人身上，组成了独特的性格模式。性格的结构有以下四方面特征：

（1）性格的态度特征：是指人在对客观现实的稳固态度方面表现出的个体差异。性格的态度特征主要有三种：①对社会、集体和他人的态度特征，例如诚实、正直、有礼貌、大公无私、虚伪、粗鲁等；②对学习、工作、劳动和劳动产品的态度特征，例如有责任心或不负责任、勤劳或懒惰、认真细致或马虎大意等；③对自己态度的性格特征，例如自信或自卑、谦虚或骄傲等。这三种态度特征相互关联，彼此影响。

（2）性格的理智特征：是指人在认知过程中的性格特征，又称性格的认知特征，主要指人在感知、记忆、想象和思维等认知过程中表现出来的认知特点和风格的个体差异。例如，在感知觉方面有分析型和综合型、快速感知型和精确感知型、主动观察型和被动观察型等。

（3）性格的情绪特征：是指人在情绪活动的强度、稳定和持久性以及稳定心境等方面表现出来的个体差异。在情绪的强度方面，有的情绪强烈，不易控制；有的情绪微弱，易于控制。在情绪的稳定性方面，有人情绪波动性大，情绪变化大；有人则情绪稳定，心平气和。在情绪的持久性方面，有的人情绪持续时间长；有的人则稍现即逝。在主导心境方面，有的人经常情绪饱满，处于愉快的情绪状态，有的人则经常抑郁低沉。

（4）性格的意志特征：是指人在对自己的自觉调节方式和水平方面的性格特征。在行为目的明确程度方面，有的人具有明确的目的性，有的人盲动蛮干；有的人具有独立的主见，有的人易于暗示。在对行为自觉控制水平方面，有的人具有主动性，有的人具有依从性；有的人具有较强的自制力，有的人具有冲动性。面对紧急或者困难情境，有的人遇事沉着镇定，有的人则惊慌失措；有的人勇敢、果断，有的人则优柔寡断。

性格的各种特征并不是孤立、静止地存在的，也不是各种性格特征的机械的组合，而是相互联系、相互制约，成为一个整体，从而形成不同于他人的独特性格。

3. 性格的意义 由于性格的形成更多地依赖于后天的环境，是人最核心的人格差异。性格有好坏之分，能最直接地反映出一个人的道德风貌。性格具有明显的社会评价意义，这个意义体现在以下几个方面：

（1）性格决定人的社会价值：因为性格与世界观和人生观密切相连，甚至可以说性格是一个人的世界观和人生观的集中表现，它决定人对现实事物的基本态度及其行为的反应，因而性格决定人的社会价值，不同性格特点的社会价值是不一样的，所以，性格具有好或坏的评价。凡是有助于社会进步、符合多数人利益的性格就是好的，反之就是不好的。

（2）性格制约能力的发展：良好的性格对一个人的能力发挥或发展具有积极的导向作用，能把一个人的聪明才智引入正轨，在符合集体和社会需要的方向上发挥作用；不良的性格则会把一个人的聪明才智引入歧途，在损害集体和社会利益的道路上自毁、泯灭。同时，良好的性格，尤其是勤奋刻苦、坚韧不拔、锲而不舍等性格特征，能使一个人的智力潜能得到充分的发挥和发展，甚至能使原有能力上的不足得到很好的补偿，"勤能补拙"便是这个道理。相反，有的人原本具有很好的智力潜能，但由于缺乏毅力、不思进取、游手好闲，能力得不到应有的发挥和发展，甚至会下降、倒退。

（3）性格对气质的影响：性格在一定程度上可以掩蔽和改造气质。具有坚强性格的人可以控制其气质中某些消极的方面，发展其积极的方面。例如，胆汁质气质类型的青年教师，经过一般教学实践的磨炼逐渐形成耐心细致、善于自制的性格特征，其原有的易冲动、急躁的气质特征得到一定程度的掩蔽和改造。

4. 良好性格的形成 人的性格不是与生俱来的，是在一个人遗传素质的基础上，通过后天的教育、环境、实践活动以及主观努力等的影响逐渐发生、发展和形成起来的。性格既具有稳定性，也具有可塑性。稳定性说明性格有一定的模式，可塑性说明性格可以通过培养得到优化和矫正。培养和塑造良好的性格可通过以下几种方式：①树立正确的"三观"。人的性格归根到底还是要受到世界观、人生观、价值观（简称"三观"）的制约与调节。可见，三者都影响人对事物的态度及行为方式，是个人行为的调节器，决定性格的发展方向。②正确分析自己的性格特征。人贵有自知之明，对自己的性格特征进行科学的分析和评价，才能使自己不断地进行性格的学习与磨炼，不断形成良好的性格。③积极塑造良好性格。④勇于矫正自我性格弱点。每个人的性格都不是完美无缺的，但人只要勇于面对自我，不文过饰非，缺点就能被控制在一定的限度之内。在生活中可以通过保持最佳心理状态、自我暗示、习惯潜化等心理训练方法克服不良性格。

四、自我意识

(一) 自我意识的概念

自我意识（self-consciousness）是指个体对自己作为客体存在的各方面的意识，包括对自己的存在以及自己对周围人或物的关系的认识、感受、评价和调控。

首先，自我意识是人的意识活动的一种形式。其次，自我意识是人的心理区别于动物心理的基本标志。自我意识能反映主体自身的意愿、态度和能力的倾向，反映主体和客体之间的关系，这大大发展了主体自身反应活动的能动性质，改善了主体在同客观现实环境相互作用过程中的地位，增强了主体改造客观世界和驾驭周围变化着的环境的能力，从而使人类有可能成为所生存其中的现实世界的主人。最后，自我意识作为个性的重要组成部分，是个性形成水平的标志。自我意识作为隐藏在个体内心深处的心理结构和人格的自我调控系统，个体正是通过其来认识和调控自己、在环境中获得动态平衡、求得独特发展的。

(二) 自我意识的结构

自我意识从内容和形式上都表现为多层次的结构。

1. 自我意识的内容　从内容上看，自我意识可分为生理自我、社会自我和心理自我。自我意识中不同形式的自我和不同内容的自我相互联系，构成了人格的调控系统。

（1）生理自我：是指一个人对自己生理属性的认识，包括个体对自己身体、外貌、体能等方面的意识。

（2）社会自我：是指个体对自己社会属性的意识，包括对自己在各种社会关系中角色、地位、权利、人际距离等方面的意识。

（3）心理自我：是指个体对自己心理属性的意识。心理自我包括个体对自己的人格特征、心理过程、行为表现等方面的意识。心理自我使个体依据主客观需要对自己的心理特征、人格特点进行观察和评价，进而修正自己的经验，调节、控制自己正在进行着的心理活动和行为，以使自己的心理得到健康发展。

2. 自我意识的形式　从形式上看，自我意识表现为认知、情感、意志三种形式，分别称为自我认识、自我体验和自我调控。

（1）自我认识：是自我意识的认知成分，是个体对生理自我、心理自我和社会自我的认识。自我认识包括自我感觉、自我观察、自我观念、自我分析、自我评价等层次，主要涉及"我是一个什么样的人"、"我为什么是这样的人"等。其中，自我观念、自我评价是自我认识中最主要的方面，集中反映了个体自我认识及整个自我意识的水平。

（2）自我体验：是自我意识的感情成分，它是在自我认识的基础上产生、形成的，反映个体对自己所持的态度。自我体验包括自我感受、自尊、自爱、自信、内疚、自我效能感等层次。自我体验属于情感范畴，它以情绪体验的形式表现出人对自己的态度，主要涉及"我是否接受自己"、"我是否满意自己"、"我是否悦纳自己"等，其中，自尊是自我体验中最主要的方面。

（3）自我调控：是自我意识的意志成分，是个体对自己行为与心理活动的自我作用过程。自我调控包括自立、自主、自我监督、自我控制、自我教育等层次。自我调控主要表现为人的意志行为，它监督、调节自己的行为活动，调节、控制对自己的态度和对他人的态度，涉及"我怎样节制自己"、"我怎样改变自己"、"我如何成为理想的那种人"等。其中，自我控制、自我教育是自我调控中最主要的方面。

以上三者相互联系、有机组合、完整统一，成为一个人个性中的核心内容。

（吴　斌）

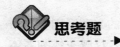 **思考题**

1. 人的心理现象包括哪些内容？
2. 试用解决问题的心理过程解决生活、学习中出现的问题。
3. 结合护理专业，分析情绪的意义。
4. 联系实际谈谈如何培养自己的意志品质。
5. 为自己做一个性格鉴定并分析其形成的原因。

第三章 心理健康

·学习目标·

1. 掌握心理健康的概念、心理健康的标准、心理健康教育的概念。
2. 熟悉儿童、青少年、中年和老年心理健康教育的主要内容。
3. 了解心理健康教育的实施原则及途径。

心理健康和心理健康教育是护理心理学的重要组成部分，不仅关系到护士自身素质的提高，也是预防、治疗和护理心身疾病，提高病人生活质量的重要方面。因此，护士学习和掌握心理健康、心理健康教育的有关知识和技能是适应现代医学发展的需要。

第一节　心理健康概论

一、心理健康的概念和标准

（一）心理健康的概念

心理健康（mental health）也称心理卫生，是一种持续的适应良好的心理状态，在这种状态下心理的内容与客观世界保持统一，人体内、外环境平衡与社会环境相适应，个人具有生命的活力、积极的内心体验、良好的社会适应，能够有效地发挥个人的身心潜力与积极的社会功能。

（二）全面理解心理健康

1. 心理健康包括两层含义　其一是没有心理疾病，这是心理健康最基本的含义；其二是具有一种积极发展的心理状态，这是心理健康最本质的含义，它意味着要消除一切不健康的心理倾向，使一个人的心理处于最佳状态。

2. 心理健康是一种理想标准　心理健康不仅是衡量标准，而且指明了提高心理健康的发展方向。判断一个个体心理是否健康时要考虑时代、文化背景以及年龄等各方面的因素，而且心理健康标准是不断发展的。

3. 心理健康是一个动态的发展过程　个体心理经历着平衡—不平衡—平衡的循环变化的过程，心理健康不是绝对的、静止的，而是一个动态的发展过程。

4. 心理不健康与不健康的心理和行为表现不能等同　心理不健康是指一种持续的不良状态，在时间上有一定的延续性，在内容上有一定深度；偶尔出现一些不健康的心理和行为并不等于心理不健康，不健康的心理和行为表现为在某一时间、某一场合下出现的情况。

5. 心理健康具有对内与对外的双向性　所谓对内即指个体基本需求得到满足，心理功能发展正常；所谓对外即指要有良好的环境适应能力和人际关系，行为符合社会规范。只顾自己需要的满足，不顾社会规范，为了达到个人目的，不择手段，这是不健康的心理表现。另一方面，有的人千方百计地让自己的行为符合社会要求，而自身的心理需求并没有得到应有的满足，这也是不健康的表现。

6. 心理健康与生理健康的整体性　一个完整的个体应包括心、身两个部分，生理与心理紧密相关，相互影响，互为因果，这是现代全面健康的出发点。

7. 心理健康是一个相对的概念　心理健康不像人的躯体健康与不健康那样有明显的生理指标，这些指标都是可以量化的，如人体的体温在 36～37℃、心率在 60～90 次/分钟，高于或低于这些指标就是异常。而心理健康的指标就比较模糊一些，所以要区分心理是否健康并不是一件容易的事。

（三）心理健康的不同层次

1. 心理健康　心理健康是指一种持续的心理状态，个体在这种情况下能有良好的适应能力，具有生命的活力，并能充分发挥其身心潜能。

2. 心理问题　心理问题是指伴随个体心理发展而出现的问题。这类心理问题一般是与个体希望了解自己的能力、最大限度发挥潜能、实现最大目标、达到更高境界相联系的，所以称之为发展性心理问题。发展性心理问题通常是在近期发生的且持续时间不长，问题的内容没有泛化而只局限在引发事件自身，心理反应不强也没有严重影响思维的逻辑性。发展性心理问题在所有的学生中都有不同程度的存在，这是心理健康教育的一个重点。比如学生的常见心理问题有环境适应问题、学习问题、人际关系问题、恋爱和性问题、就业问题等，这些问题几乎是每一个学生都会遇到的。

3. 心理障碍　心理障碍也称为轻型心理疾病，指个体在认知、情绪反应和人格系统等方面存在某些缺陷，从而导致在与外界接触、交流过程中产生障碍，不能有效地适应环境，尤其是社会环境。但其意识清楚，对解决自己的心理问题有较迫切的要求。心理障碍具有反应强烈、持续时间长久、内容充分泛化和自身难以克服的特点。心理障碍问题大多是由于心理成长问题没有得到及时有效的解决而转化升级形成的。常见的心理障碍有神经症，如焦虑症、抑郁症、恐惧症、强迫症、神经衰弱等；人格障碍如偏执型人格障碍、强迫型人格障碍、冲动型人格障碍、反社会型人格障碍等；饮食障碍如神经性厌食症、神经性贪食症；睡眠障碍如失眠等；性心理障碍如同性恋、恋物癖、性别认同障碍等；还有自杀、吸毒、酗酒等其他心理障碍。

4. 心理疾病　指个体整个心理反应系统出现了较为严重的病变，认知、情感、意志和行为等心理功能出现明显异常，他们大都对自身的异常心理状况缺乏认识能力，也无求治心，如精神分裂症、情感性精神障碍等。在人群中属于心理疾病的病人只占极少数，心理疾病需要医疗模式进行治疗。

（四）心理健康的标准

心理健康标准是心理健康概念的具体化。国内外学者提出的心理健康标准不尽相同，但一般包括以下几方面内容：

1. 智力正常 智力正常是保证个体进行学习、生活和工作的最基本的心理条件，是个体胜任学习和工作任务、适应环境变化最需要的心理保证，所以说智力正常是衡量个体心理健康的首要标准。考察个体的智力正常与否，关键是看他的智力能否充分发挥效能，能否适应学习、生活和工作。

2. 情绪健康 人的任何心理活动都伴随着一定的情绪反应，情绪在心理异常时起着核心作用，情绪异常往往是心理疾病的先兆，所以人的情绪是否健康能比较明显地反映出心理是否健康。情绪健康的主要标志是情绪稳定和心情愉快。情绪健康主要包括以下内容：①积极情绪多于消极情绪：主导心境是愉悦的、乐观的、满意的、富有朝气的、充满希望的；②情绪较稳定：表现为善于控制和调节自己的情绪，既能克制和约束，又能适度宣泄，又不过分压抑，使自己情绪的表达符合社会的要求，而且能满足自身的需要；③情绪反应恰当：情绪反应的强度与引起这种情绪的情境相符合，表现为该喜则喜、该悲则悲、喜怒有常、哀乐有节。

3. 意志健全 人的意志通过行动表现出来，而行动又受意志的支配，心理健康者的意志与行为是统一的、协调的。意志健全主要表现在意志品质上，心理健康的个体其自觉性、果断性、坚持性和自制性都获得协调的发展。他们学习、生活的目的明确，能根据现实的需要调整行动目标；能尊重、听取别人的意见，但又独立思考，不盲目服从；能果断地做出决定并执行决定，能专注于学习或其他活动并在活动中勇于克服各种困难，坚持不懈地为实现目标而奋斗；能为实现目标而自觉地约束自己，抑制自己不合理的欲望，抵制各种外部诱惑。

行为协调主要表现在行动的计划性、一贯性、统一性以及言谈的逻辑性等方面。心理健康的个体能按照行动计划来开展活动，做事有条有理、善始善终；他们行动有规律，言行一致；他们语言逻辑性强，在言谈中表现出思维清晰、有条理并具有批判性。

4. 人格完整 人格在心理学上是指个体稳定的心理特征的总和。所谓人格完整是指具有健全统一的人格，也就是说个体的所想、所说、所做都是协调一致的。完整人格的主要标志是：①人格要素完整统一，无明显的缺陷和偏差；②具有正确的自我意识，不产生自我同一性混乱；③以积极进取的人生观作为人格的核心，并以此为中心把动机、需要、态度、理想、目标和行为方式统一起来。

5. 自我评价恰当 心理健康的人能对自己作出恰当的自我评价，他们能体验到自我存在的价值；同时能接受自己，对自己抱有正确的态度，不骄傲也不自卑。因而，心理健康的人总能面对客观现实正确评价自我；而心理不健康的人常缺乏自知之明，他们对自己的优缺点缺乏正确的评价，要么看得十全十美而自高自大、自我欣赏，要么把自己看得一无是处而处处与自己过不去，结果心理总是不平衡。比较接近现实的、正确的自我评价是个体心理健康的重要条件。

6. 人际关系和谐 社会的人总是处在一定的社会关系中，和谐的人际关系既是个体心理健康不可缺少的条件，也是个体获得心理健康的重要途径。心理健康的个体有积极的交往态度，掌握了一定的交往方法和技巧，在交往中做到诚实守信、和善友爱、宽容尊重、关心合作。其表现为：①乐于与人交往，有稳定而广泛的一般朋友，也有亲密无间的知心朋友，与大多数人都能建立良好的人际关系；②在人际交往中能保持独立而完整的人格，有自知之明，不卑不亢；③能客观评价别人和自己，善于取人之长补己之短；④宽以待人，乐于助人，也能接受别人的帮助；⑤积极的交往态度多于消极态度；⑥交往动机端正和以集体利益为重。相反，如果人际关系恶劣，或者与集体格格不入，厌倦与人交往，喜欢孤独，不能容忍别人的过失和短处，甚至于无端地猜疑、憎恨和欺侮别人，都属于心理不健康的表现。

7. 良好的社会适应能力　社会适应是指对社会环境中的一切刺激能作出恰当的正确反应。较强的社会适应能力是个体心理健康的重要特征，不能有效处理与周围现实环境的关系，是导致心理障碍的重要原因。心理健康的人应能和社会保持良好的接触，对社会现状有较清晰正确的认识，思想和行为都能跟得上时代的发展步伐，与社会的要求相符合。心理健康的人能正确客观地认识、评价自己所生活的环境，能坦然面对并接受现实，他们明确自己所处的位置，怀有高于现实的理想和愿望，又不沉湎于不实际的幻想和奢望。当环境不利时，既不逃避，也不怨天尤人，更不自暴自弃，而是千方百计变通各种方式，通过自己的努力主动去适应环境、积极改造环境。

8. 心理行为符合年龄特征　心理健康的人一般心理特点应该与其所属年龄阶段的人的共同心理特征大致相符，与其性别以及在不同环境中所扮演的角色相符合。心理健康的人应该充满活力、朝气蓬勃，积极向上、敢想敢干，勤学好问、探索创新等；在性别特点方面，男性表现应该为相对主动勇敢、刚强果断、爽直大方，而女性则相对温柔婉约、细致周到、富于同情心等；在角色特征方面，心理健康者能够根据自己所处的场合，正确把握自己所扮演的角色、所处的地位以及所属的身份，避免角色越位或错位。如果一个人经常偏离这些心理行为特征，有可能是心理异常的表现。

> **• 知识链接 ▽ •**
>
> ### 经济发展与健康的关系
>
> 经济发展使以前的一些健康问题得到解决的同时，也带来新的健康问题。
>
> 1. 现代社会病的产生　在社会现代化、物质文明高度发展的同时伴随着相关疾病的出现。如在物质丰富、生活水准不断提高、饮食质量不断改变、体力活动不断减少的同时，使高血压、冠心病、恶性肿瘤、肥胖症、糖尿病等疾病的发病率增加，另外还出现空调综合征、电脑综合征和一些化学过敏性疾病等。
>
> 2. 心理障碍因素增加　经济发展促进社会生活方式的改变和高技术的运用，生产的专业化和自动化程度提高对劳动者的素质要求，工作上的快节奏、高效率，人际关系的复杂化和应激事件的增加使人们心理压力过重，造成心身疾病。
>
> 3. 环境污染的出现　环境污染逐步破坏生态平衡和人们正常的生活条件，对人体健康产生直接、间接或潜在的有害影响。

二、心理健康教育

(一)心理健康教育的概念

心理健康教育（mental health education）是指专业人员以提高教育对象的心理健康为目的而开展的有计划、有组织、有专题、有针对性的普及性活动。其作用是使受教育者明确心理健康与整体健康的关系、心理健康与各种疾病的关系，提高受教育者的心理功能，充分发挥其心理潜能，促进个体心理的健康发展；指导他们正确应用心理防御机制，以降低或消除心理应激对机体的不利影响，使个体保持良好的情绪状态，更好地适应社会，减少心理疾病的发生。

（二）心理健康教育的实施原则

1. 客观性原则 人的心理健康受客观条件的影响，在开展心理健康教育工作时，必须从产生健康或不健康心理所依存的客观现实中去揭示其发生及变化的规律，而不能附加任何臆测。

2. 整体性原则 人是一个统一的有机整体，各种因素影响着人的心理和生理，同时心理和生理也相互影响。在心理健康教育工作中应从整体出发，注意彼此联系，绝不能把某一心理问题看成是孤立的现象，而应全面分析。

3. 社会性原则 不同的社会文化背景，有着不同的心态与行为方式，人们对于心理健康的标准、内容、表现形式以及对心理健康的态度、方法也各有不同。因此，心理健康工作的实施应考虑到文化的差异，密切联系工作中的实际问题或提出的理论问题来进行，使心理健康教育工作有的放矢，取得实效。

4. 发展性原则 心理健康状态是静态与动态的统一，是一个发展的过程，动态是本质。开展心理健康教育应充分了解服务对象现有的心理健康水平，还要重视他们过去的经历，预测他们未来的发展趋势。

5. 预防性原则 预防是心理健康的宗旨，贯彻"预防为主"，应把心理卫生知识的普及与教育问题作为研究的重要课题，要有计划地开展心理卫生调查工作，对影响心理健康的不利因素及时提出对策，无论个人或社会都应做到未病先防。

（三）心理健康教育的途径

1. 高度重视自己的心理健康问题 心理健康问题是现代人的主要问题之一，它直接关系到个体的生存和事业发展。家庭、学校和社会都要引起高度重视，决不能掉以轻心。这就要求个体必须意识到自己心理健康问题的重要性，按照社会和时代的要求塑造自己，有意识加强心理上的自我调适、自我锻炼和自我完善，为了适应现代的要求，使自己在人生道路上具有不断拓展的能力，改善自我保健的机制，提高个体抵御心理疾患的能力，是个体全面素质养成中的一个不容忽视的课题。

2. 掌握一定的心理健康知识 个体要积极参加心理健康教育的活动和相关学习，要用知识来武装自己，有了一定的心理卫生知识，学会了自我心理调整的方法，就有了把握心理健康的钥匙，掌握了心理健康的主动权，有了自助自救的能力，就能保持良好的心理健康水平，就能防微杜渐、防患于未然。

3. 积极参加社会实践活动，提高社会适应能力 当前社会竞争越来越激烈，有些个体感到不习惯、失去了安全感，甚至产生自卑、胆怯的心理，总想逃避现实、逃离实际生活或依赖他人、自我放任、盲目反抗社会，最终导致心理障碍或精神疾病。所以个体要积极地参加社会实践活动，让自己在参加社会实践的过程中，树立风险意识，增强心理承受能力，体会实际生活中的困难、挫折和磨难，品尝人生的酸甜苦辣，学会与他人交往、提高自己的社会适应能力。

4. 积极参加文体活动，增进心身健康 个体要增进心身健康就要参加形式多样、健康有益的活动，满足人的精神需要和心理需要，克服苦闷压抑的灰色心理，从而达到相对稳定的心理健康状况。特别是各种各样的体育活动对人的身心健康有着极其明显的效应，因为体育活动不仅有益于身体健康，还能促进智力发展，改善人际关系，促进和完善人的个性。一个人如果身体健康，精力充沛，自然有利于承受各种现实困难和学习、生活中种种矛盾形成的心理压力。所以，坚持体能锻炼、培养对体育运动和竞赛的广泛爱好，是强健体魄、修养乐观精神、保证心理平衡与健康的首要条件。

5. 建立健康的生活方式　建立合理的生活秩序，每天按时作息、早睡早起、按时就餐，形成固定的生物钟，做到生活有节奏、劳逸相结合。最好能保证每天有 1 小时的体育活动时间，形成有节奏的良好生活习惯，奠定心理健康的基础。

第二节　儿童及青少年心理健康

一、优生与胎教

新的生命从形成受精卵就开始了他们的独特的发展道路。为了孕育一个心身健康的生命，应从以下几个方面做起：

（一）优生是个体心理健康的基础

胎儿能否正常发育、健康的小生命能否诞生，取决于配偶的选择和母亲在妊娠期的卫生保健。

1. 配偶选择　不近亲结婚，不在狭小的地区找配偶。提倡做婚前健康检查，重视遗传咨询，避免下一代患遗传性疾病。

2. 受孕年龄　最佳年龄为 25～29 岁，这一阶段胎儿生存率最高，流产率、死胎率、早产率和畸形率最低。

（二）妊娠期心理健康

妊娠期几乎所有重大的心理和生理变化都会影响胎儿，注重胎儿的心理健康，其实就是注重妊娠母亲的心理健康。

1. 孕妇要保证足够、合理的营养，注重保健，增强体质，减少疾病。尤其在妊娠的早期，很容易造成胎儿发育畸形或死胎。

2. 孕妇的情绪要乐观稳定，保证胎儿的正常发育，减少难产和早产的发生。要控制孕妇的心理社会环境，排除精神刺激，为其提供最佳的心理健康环境。

3. 孕妇应避免烟、酒、X 线等各种有害物质，不可滥用药物，以免造成对胎儿健康的影响和"三致"作用（即致畸、致癌、致突变作用）。

（三）胎教

胎教是指有目的、有计划地为胎儿的生长发育实施最佳措施。通过现代科学技术对胎儿的研究，证实胎儿不仅可通过母亲间接地，也可以直接地接受外界的刺激和影响。为了胎儿的心身健康，孕妇应在心理学家、早教专家及妇产科医师的指导下，积极实施胎教。

1. 音乐胎教　孕妇经常听一些明朗轻快的乐曲，通过神经体液调节将良好的情绪感受传递给胎儿或经孕妇腹壁直接给胎儿播出，以促进胎儿感官功能的发育。

2. 情感交流　给胎儿取乳名，父母经常隔着腹壁呼唤，并且与之对话或唱歌给胎儿听，以沟通父子、母子间的感情信息，形成孕育、养育、教育孩子的最佳气氛。对孩子出生后的心理适应、智能的发育十分有利。

3. 抚摸训练 妊娠 6 个月，可进行训练。方法是：孕妇排空小便后平卧，腹壁放松，双手指掌慢慢沿着腹壁抚摸胎儿，每日 5～10 分钟，可促进胎儿神经、肌肉的发育。早期有宫缩者禁止训练。

二、乳儿期心理健康

0 岁到 1 岁阶段为乳儿期。

（一）生理心理发展特征

乳儿的消化吸收功能尚未健全，但身体的生长发育迅速，需要大量易消化的营养食物。情绪发展从泛化的愉快和不愉快，逐渐分化成比较复杂的情绪。大脑皮质发育迅速，条件反射和躯体运动日益增多并完善。

（二）维护乳儿心理健康的方法

1. 保证乳儿生长发育的营养 应充分满足乳儿对营养的需求，尤其是提供足量的蛋白质和核酸，以促进身体及神经系统的健康发育。提倡母乳喂养，母乳营养充足可增加乳儿免疫力和智力的发展，还增加了母亲与孩子在视、听、触摸、语言和情感方面的沟通。

2. 满足乳儿情感的要求 乳儿期已出现极为强烈的依恋需要，所以要经常与孩子交谈、拥抱、亲吻，让孩子享受爱抚，有利于培养乳儿良好的情绪。将孩子抱起来，也扩大了孩子的视野，对孩子的智力发展有好处。

3. 促进感官动作及言语的发展 应有意识地为孩子提供适量视、听、触觉的刺激，如色彩、音乐、光线等。言语的训练可以从 4 个月开始，动作的训练可以从 2 个月开始。

三、婴儿期心理健康

1 岁到 3 岁阶段为婴儿期。

（一）生理心理发展特征

婴儿的动作发展非常迅速，学会了随意地独立行走，扩大了他们的生活范围。手的动作进一步得到发展，学会了穿衣、拿匙吃饭等。语言发展很快，从简单的词、句发展到掌握基本句型。随着言语的发展，婴儿的自我意识也开始发展，出现了比较复杂的情感体验，有了羞耻感、同情心和嫉妒心等。

（二）维护婴儿心理健康的方法

1. 运动技能的训练 提供适当的场地让婴儿练习运动技能，如转身、运动、翻滚等，让他们能自如地走、跑、跳。训练比较精细的手活动，如搭积木等。

2. 加强口头言语的训练 言语的训练越早越好，应多与婴儿交谈，鼓励他们说话，说话要规范化，成人尽量少使用儿语，否则会影响婴儿标准化言语的发展。

3. 培养婴儿良好的习惯 婴儿期应注意培养：①睡眠习惯：训练婴儿独睡及定时睡觉，是培养儿童独立性及生活规律性的开端。②进食习惯：培养婴儿自己进食，以锻炼手的灵活性及学会自己动手处理力所能及的事。但要注意控制吃饭的时间，不要超过半小时。③卫生习惯：婴儿期要训练大小便的控制及排泄等卫生习惯，训练时要耐心、和蔼，不要埋怨、斥责。

4. 及时纠正婴儿常见的不良行为 如吮指、咬指甲、口吃、拒食等。

四、幼儿期心理健康

3岁到6、7岁阶段为幼儿期，又称学前期。

(一) 生理心理发展特征

3岁儿童脑重已达1000g，7岁时已接近成人。神经纤维髓鞘已基本形成，神经兴奋性逐渐增高，睡眠时间相对减少，条件反射比较稳定，语言进一步发展，掌握词汇量增多，大脑的控制、调节功能逐渐发展。

幼儿感知觉迅速发展，能有意识地进行感知和观察，但不持久、容易转移。记忆带有直观形象性和无意性。以形象思维为主，5、6岁后喜欢提问题，开始出现简单的逻辑思维和判断推理，模仿力极强。幼儿的情绪不稳定、易变，容易受外界事物感染，6、7岁时情绪的控制调节能力有一定发展。意志行为的目的性、独立性逐步增长，能使自己的行动服从成人或集体的要求，但自觉性、自制力较差。幼儿人格初步形成，自我意识发展，3岁左右开始出现了独立的愿望，表现为不听话，自行其是，称为"第一反抗期"。性别认同开始发展，已能区分男孩、女孩。

(二) 维护幼儿心理健康的方法

1. 对幼儿的独立愿望因势利导 3、4岁的儿童独立愿望开始增强，应予因势利导，培养他们独立处理事物的能力，如引导幼儿自己起床、穿衣、刷牙、吃饭、系鞋带和大小便等。家长在放手的同时也要给予帮助，做得好时应及时表扬和予以肯定，使好的行为得到强化；若有失误也应以适当的方式加以指点，不能因孩子完不成自己的设想而加以责备或讥笑。

2. 玩耍与游戏 玩耍与游戏是儿童的主导活动。通过跑、跳、攀登、投掷等活动和游戏可训练幼儿的各种基本技能，如身体的平衡功能、反应速度，同时也能培养勇敢、坚强的心理素质。在扮演汽车司机、飞行员、火车售票员、餐馆服务员等游戏中，幼儿亲身体验到社会实际生活，扩大生活领域，是诱发思维和想象力的最好途径。孩子们在一起愉快地玩耍，还有利于社会交际、道德品质、自觉纪律、意志、性格和语言表达能力的培养。

3. 培养良好的行为习惯 习惯是个体在后天环境中通过学习和训练形成的。幼年时期养成的习惯，如饮食、睡眠、排便、清洁、文明礼貌等良好习惯，对将来的发展和社会适应都具有重要影响。要及时纠正幼儿期常见的不良行为，如遗尿、咬指甲、作怪相、口吃和厌食等。

4. 正确对待孩子的过失和无理取闹 幼儿偶尔的无理取闹，常常是为了引起大人的注意，对此，应很好地说明道理，不能无原则地迁就或哄劝，这会对哭闹行为起到强化作用，形成哭闹的恶习。对幼儿的过失要正面引导，不打骂、不压服，鼓励孩子心情舒畅地、正确地认识过失、改正错误，批评教育孩子时父母口径要一致。

五、儿童期心理健康

6、7岁到11、12岁的阶段为儿童期，又称学龄期。

（一）生理心理发展特征

此期脑的发育已趋向成熟，由 1250g 增长到 1350g。除生殖系统外，其他器官已接近成人。大脑皮质兴奋和抑制过程逐步发展，行为自控管理能力增强。这是智力发展最快的时期，各种感觉的感受性不断提高，知觉的分析与综合水平开始发展。有意注意发展迅速，注意的稳定性增长，范围逐渐扩大，逐渐学会了较好地分配注意。记忆从机械记忆逐渐向理解记忆发展，无意记忆向有意记忆发展。形象思维逐步向抽象逻辑思维过渡。口头语言发展迅速，开始大规模的进行书面语言的训练，词汇量不断增加，进一步促进了儿童思维的发展。

儿童对事物富于热情，好奇心强，但辨别力差。情绪表现直接、外露、波动大，但已开始学着控制自己的情绪。在活动中不断丰富情感内容，具有社会性。

（二）维护学龄期儿童心理健康的方法

1. 培养适应能力 学龄期儿童入学，由以游戏为主的生活过渡到以学习为主的校园生活，会出现适应困难。家长可在儿童入学前提前改变饮食、起居规律，使之与学校一致。学校要注重新生课堂学习常规、品德常规训练，要注重教学的直观性、趣味性，要引导儿童建立快乐、温暖的学校生活。

2. 激发学习动机 儿童有极强的求知欲和想象力，教师要注意安排好学习活动，培养学生的学习兴趣，增强正确的学习动机、学习态度、学习习惯和方法的教育和训练，例如，专心听课、积极思考、踊跃发言、独立完成作业、自己整理学习环境等。

3. 积极参加集体活动 引导儿童参加集体活动，在活动中加强同学之间、师生之间的人际交往，做到关心集体、尊重他人、团结互助、待人礼貌，形成坚强的意志，树立正确的社会道德行为准则观念。同时，在集体活动中，重视儿童各种能力和技能的培养，注意儿童思维的灵活性、多向性和想象力的培养。

4. 纠正不良行为 由于儿童的自我控制与调节能力不够完善，对社会现象辨别能力较差，因此，应帮助他们分析社会上存在的各种现象，并给予正确指导，防止不良行为的发生。例如，说谎、打架、偷窃等都是从社会上模仿来的，对此家长和学校要做到早发现、早教育，及时给予纠正，从而促进儿童的心理健康。

六、少年期心理健康

少年期是指 11、12 岁到 14、15 岁这一年龄阶段，正处在初中学习阶段，又称为青春期，是个体从儿童向青年的过渡时期。他们既不同于儿童，也不同于青年，是处于半幼稚、半成熟、似懂非懂的时期。

（一）生理心理发展特征

大脑神经系统迅速发育，脑功能基本健全，但还不能从事长时期的脑力活动，容易出现脑疲劳。体格发育加快，达到人生发育的第二高峰。性激素的分泌使男女两性出现第二性征，男性出现遗精，女性出现月经来潮。由于生理发育的迅速及心理发育的延缓，使得生理成熟早于心理成熟，常显得心身发育不平衡。

青春期的认知已从具体运算阶段发展到形式运算阶段，意义记忆增强。抽象逻辑思维开始占主导，思维敏锐，善于接受新事物，逐渐学会了独立思考问题。但由于社会阅历较浅，对问题的看法常带有主观性和片面性，处理问题易感情用事。情绪活跃，富有感染力，很容易动感情，但情绪发展还欠成熟、稳定，容易冲动失衡。

随着身体的迅速发育，精力、体力不断增长和性功能逐渐成熟，性意识开始觉醒，青少年意识到了两性之间的差别和关系，对异性产生朦胧的好奇、接近的心理倾向，有一定的性欲望和性冲动。由于缺乏必要的性科学知识和心理上的准备，加之社会文化风俗氛围的影响与制约，常常对异性产生神秘感、好奇心、羞耻感等心理矛盾，在异性面前表现为羞涩、腼腆和拘谨，有的故意标新立异来吸引异性的注意。

自我意识快速发展，逐渐形成了独特的个性及行为方式。能够分清理想我与现实我、观察我与被观察我的关系。同时也出现自我意识多方面的矛盾，如独立性与依赖性、理想我与现实我、交往需要与自我封闭的矛盾。

（二）维护少年期心理健康的方法

1. 发展良好的自我意识　青春期是心理上的"断乳期"，对自己的各种需求和愿望强烈要求进行独立的思考和选择，因而常常产生对师长和父母的对抗情绪。另一方面，因阅历不深，知识与经验不足，生活中常常碰壁，形成困难与矛盾。因此，学校应及时地开展青春期的自我意识教育，使少年能够认识自身的发展变化规律，要在尊重他们选择的基础上，有的放矢地加以引导和教育。青春期的情绪易波动，遇到愉快的事可以手舞足蹈，稍遇挫折就垂头丧气，要引导他们学会客观地认识自己，客观地评价别人，有效地控制和调整自身的行为，积极参与社会实践，扩大知识面，不断地完善自我。

2. 加强性意识的教育　及时地对青少年进行合理、科学的性教育，包括性生理健康、性心理健康、性道德和法制教育。例如，正确认识月经、遗精、性梦等正常生理和心理现象，消除对性器官和第二性征的神秘、好奇、不安、困惑和恐惧。要引导青少年养成良好的生活方式和生活规律，注意性器官的清洁卫生，积极预防和治疗各种心身疾病。进行伦理道德观、恋爱观、婚姻观的教育，引导学生珍惜青春、防止早恋，处理好性欲和性冲动与生活之间的矛盾。

3. 建立良好的人际关系　青春期随着兴趣及生活领域的扩大，渴望参加社会活动，渴望与同辈人广泛交往。建立一种互相尊重、互相帮助、同舟共济的人际关系，会使自己常常处在积极的情感体验中。然而，交往需要技巧和手段，还需要相互间心理相容。交往障碍会影响青少年的整个情绪，并波及他们的学习和心身健康。因此，要积极鼓励青少年参加集体活动如演讲、比赛，增强交往欲望，训练交往手段，提高言语表达能力，培养优良的心理品质，增加人际吸引力。

4. 激发学习动机　青春期是学习的重要时期，但各种问题均可干扰学习活动而影响学习质量，反过来学习障碍又可困扰人的精神生活。导致学习障碍的心理因素与学习兴趣不足、成就欲望低下、抱负水平不高、情绪波动、同学关系紧张、受教师歧视、学习能力低下等因素有关。因此，要对青少年予以针对性的指导，正确认识和对待这些问题，教给他们合理的用脑和科学的学习方法，结合自己的实际情况，确定合适的奋斗目标，发挥学习的潜能，形成良好的学习氛围。

5. 积极关注青春期的心理问题　青春期的心理问题主要表现在学习、人际关系、性困惑和早恋、社会适应等方面。全社会都应关注青春期的心理健康问题，广泛开展心理健康教育。例如，开设性教育课，举办多种心理卫生知识专题讲座，建立心理咨询和心理指导，及时对出现的问题进行心理调适，有助于少年期心理健康的发展。

第三节　成人期心理健康

一、青年期心理健康

青年期是指 14、15 岁到 35 岁左右，这段时期是人生中最美好、最具有朝气、生命力最旺盛的阶段，是获得人生经验的重要时期。

（一）青年期生理心理发展特征

此期个体的生理发展基本完成，已具备了成年人的体格及各种生理功能，骨骼已全部骨化，身高达最大值，第二性征在 19～20 岁彻底完成，脉搏随年龄增长而逐渐减慢；血压趋于稳定；肺活量增加且稳定。机体在活动中表现出来的力量、耐力、速度、灵敏性和柔韧性等在青年期都进入高峰。

大脑神经结构发育完善，求知欲旺盛，思想活跃，观察力和记忆力发展达到高峰。逻辑思维能力加强，分析问题和解决问题的能力得到充分发展。口语表达趋于完善，书面语言表达基本成熟。情感以认知为基础，丰富深刻，不稳定情绪的自我控制能力随年龄的增长在提高。意志的自觉性与主动性增强，遇事常常愿意主动钻研，自制力与坚持精神都有所增强，能进行各种精细操作。作为社会成员的人格特征也不断完善，人生观、世界观逐步形成。

（二）维护青年期心理健康的方法

1. 增强社会适应能力　青年期的自我意识迅猛增长，成人感和独立感、自尊心与自信心越来越强烈，期望个人的见解能得到社会与他人的尊重，相信自己的力量，具有很强的参与意识和创新精神。在实现自我价值的过程中获得个人成就感和心理上的满足。但是他们的社会阅历少，涉世不深，对现实生活中可能遇到的困难和阻力估计不足，社会成熟则显得相对迟缓，遇到各种挫折与复杂的人际关系缺乏亲身体验，就会产生社交障碍。通过各种教育活动，使青年人能正确地认识自己，了解自己的长处与不足，将奋斗目标建立在经过努力可以达到的范围内，避免不必要的心理挫折和失败感，巩固和加强自信心，使自己的心理功能保持在良好的竞技状态。同时要有经受挫折、不公正待遇的思想准备，学会应用失败去激励自己，做生活的强者，防止心理障碍、心理问题的发生，促使心理健康发展。

2. 学会情绪的自我调控　青年人富有理想，向往真理，积极向上。但心境变化和情绪波动较大，易受周围环境变化的影响，在学业、生活、人际关系等方面都会引起情绪的波动，如果不能满足需要则引起强烈的情绪不满。遭受挫折打击，容易消极、颓废甚至委靡不振。不善于处理情感与理智之间的关系，以致不能坚持正确的认识和理智的控制。可以从以下几个方面进行情绪的调控：①引导青年人正确、客观地评价自己，注重自身修养，提高思想境界，树立正确的人生观，这是保持稳定心理状态的基础。②鼓励青年人积极参与社会实践，丰富生活经验，在活动中学会有效地控制和调整自身情绪行为的方法，如增加愉快生活的体验，缓冲不良情绪；在活动中获得情绪适当表现的机会，以减少情绪焦虑和不安；对某些长期不良的情绪，可用新的工作、新的行动去转移。③积极培养广泛的兴趣和爱好，不断完善自我意识。引导青年人合理发泄不良情绪。通过心理健康教育和心理咨询的方式，为他们创设合理发泄的渠道，如让他们尽情倾诉、引导情绪转移、音乐抚慰，用优美、轻柔的音乐调节情绪。

3. 加强人际交往 青年期是人一生中的社会交往活动极其活跃的时期，活动形式丰富多彩，如朋友聚会、结伴旅游、联谊活动、婚恋活动等。通过交往不断丰富社会生活的内容，尝试新的社会角色，获得情感需求的满足，以求得心理的平衡，有助于青年更加全面地认识、评价自己，更好地施展自己的聪明才智，获得事业上的成功。由于青年期已失去了儿童时的天真与直爽，内心世界逐渐复杂和隐蔽，不轻易流露自己的内心活动，同时，他们也渴望被人接近与理解，渴望友谊与信任。但是由于种种原因，有些青年不能很好地进行社会交往，形成特有的"心理闭锁症"，过分关心自己的内心世界，甚至形成社交障碍，为此而感到苦闷、自卑，以致影响了心身健康。因此，家长、教师应了解青年人的这一特点，关心他们的思想和需要，引导和帮助他们努力学习，妥善处理各种人际关系，消除"代沟"。社会要为青年人的交往提供途径和机会，在交往中帮助他们掌握人际交往的原则与技巧，让和谐良好的人际关系不断地维持和促进青年的心理健康。

4. 树立正确的婚恋观 青年期的婚恋观教育是人生观教育的重要内容。青年时期是发生性及其他心理健康问题的高峰期，由于性生理成熟而相对性心理发展滞后，出现性的困惑、对性的好奇与敏感、性欲冲动的困扰、异性交往的问题等。这源于青年人对性的自然属性了解不多，对性的社会属性也知之甚少，因而常发生对性抱有神秘感、对性随便与不负责任。在与异性的交往、恋爱及婚姻中，由于过度理想化，或经济地位及心理成熟度不足，常常不能妥善处理各种关系和问题冲突，而感到困惑、烦恼和不安。针对青年的诸多性心理问题，应注重以下几方面：①对性有科学的认识：应进行健康的性科学教育，包括性生理、性心理、性道德和性疾病等。引导他们对性有正确的认知与态度，性既不神秘、肮脏，也并非自由、放纵。②正确理解性意识与性冲动：对性冲动的认识，首先要接受其自然性与合理性。越是不能接受、越压抑，性冲动有时会表现得越强烈，甚至表现为病态。可以鼓励他们多参加一些有益的集体活动，将心理活动的指向转向日常工作和学习。减少对性的关心，慢慢地适应性功能成熟状态的各种特殊情况，促进性意识健康发展。③增进男女正常的交往：缺乏异性交往，是性适应不良的原因之一。两性正常、友好的交往，会加深了解，平稳情绪，解除心理困惑，使青年男女更稳妥、更认真地择偶，逐步发展，美满婚姻的成功率也会更高。④加强恋爱观和婚姻观的教育：青年期对恋爱本质、择偶原则与标准、性行为与性道德等问题的认识与评价，将会影响其正确人生价值观的建立。要进行正确的伦理道德观念、恋爱观和婚姻观的教育，处理好恋爱、婚姻与家庭的关系。

二、中年期心理健康

中年期一般指 35～59 岁。在人的一生中，这个阶段个体的知识积累最丰富，经验最成熟，工作能力最强，精力最充沛。它是人生的成熟期、收获期，也是从青年迈向老年的过渡期。在这个时期个体表现出特定的、矛盾而又复杂的心理和生理特点。

（一）中年期生理心理特征

1. 生理上逐渐衰退 在经历了生长、发育、成熟几个阶段，当人进入中年以后，人体的各个系统、器官和组织的生理结构开始出现老化，生理功能逐渐走向衰退。由于组织器官功能开始衰退，患各种疾病的可能性也日益增长。如血管壁弹性降低，血压调节能力减弱，血液胆固醇浓度增高，动脉管腔变窄，易引起心脑供血不足而造成心脑血管病，如冠心病、心肌梗死、脑出血等。肺组织的弹性逐渐减小，肺的气体交换功能下降，呼吸道慢性疾病的发病率随年龄增长而增高，如慢性支气管炎等。胰岛素分泌量减少，糖尿病的发病率增高。性腺功能降低，性欲减退。中年后期，因内分泌功能紊乱而出现更年期综合征。

2. 心理能力不断增长 所谓心理能力，是指人的全部心理活动能力的综合，表现在智力、情绪、意志力以及个性等方面的心理品质。

（1）智力发展到最佳状态：中年期虽然反应速度、机械记忆能力有所下降，但总的来说各种认知功能在不断提高，知识经验的积累、对事物的分析判断以及独立解决问题的能力均达到了较高的水平，智力处于最佳状态。中年人善于联想，积极思考，有独特的见解和独立解决问题的能力，能够综合分析客观事物，并做出理智地判断。中年时期，是最容易出成果和事业上成功的阶段。

（2）情绪趋于平稳：能在多数情况下较为理智地调控情绪，不易冲动，有能力延迟对刺激的反应。

（3）意志坚定：表现在做事时明确的目的性，目标完成中的坚韧性以及对待挫折的耐受性。还表现在当目标无法实现时，能理智地调整目标及行为以实现新目标。

（4）个性稳定鲜明：人到中年，自我意识的发展趋于成熟。人的理想、人生观、生活目标、情感的需求也已逐步明确，情绪趋于稳定，社会行为不断完善，社会角色基本稳定，并以自己独特的方式建立起稳定的社会关系。这一切构成了中年鲜明的个性特色，体现出个人的风格。

由于中年期生理功能的逐渐下降与心理功能的持续发展，导致心理上产生诸多的问题。他们需要工作、抚养后代、照料老人、处理复杂的人际和社会关系，家庭和精神负担最重。强烈的成就欲，过高的抱负，使身心处于持续紧张状态，易产生焦虑、忧郁等负性情绪，如不能及时调整心身状态，可导致心理疾病或慢性疾病与肿瘤的发生。

（二）维护中年心理健康的方法

1. 量力而行 对自己的精力和时间要有正确地认识和估计，停止超负荷运转，量力而行，尽力而为。要善于用脑，用正确地思维方法来指导和协调生活和工作中的各种矛盾。正确地评价自己，不为眼前的利益而牺牲自己的健康。善于自我控制、自我调节、自我教育，以保持良好的心境与稳定的情绪。

2. 保持良好的人际关系 人际关系是中年期心理紧张的重要原因之一。中年人应调整认知结构，正确认识和对待自己的经济地位、工作环境和生活变迁等问题。以积极、全面、善意的交往为基础，克服虚荣、嫉妒、冲动、软弱和过分内向的性格倾向，养成热情、开朗、宽宏、富有责任心的良好心理品质。正确处理家庭问题、协调好上下级关系及同事关系。通过训练提高交往技能，如适度地、真诚地赞赏对方，善于倾听，设身处地替他人着想，宽以待人，乐于助人，增加主动性，求大同存小异等。

3. 修身养性，陶冶性情 中年人应力戒奢欲，光明磊落。提高文化修养，培养幽默感。主动发展琴棋书画等业余爱好，加强体育锻炼，进行适当的文体活动，不仅能消除疲劳、健壮体格、有益健康，还能丰富精神生活、陶冶性情、有利于保持心理平衡。同时，要学会用放松技术来调节自己，如生物反馈、气功、太极拳等均是很好的放松方法。

4. 注意家庭成员的和睦相处　家庭是中年人情感的主要源泉，不和谐的夫妻关系、亲子关系、婆媳关系都会成为影响心理健康的重要因素。营造一种良好的家庭氛围，首先要增进夫妻间的沟通交流，互敬互爱，互信互助，消除误会，保持在情感和行为上较高的同一性。要经常和孩子交谈，了解他们的心理状态及心理需要，对孩子不过度保护，也不放纵姑息，教育子女的态度和方式要一致，加强与子女的沟通。

5. 重视心理咨询，预防心身疾病　中年人心理负荷大，是各种心身疾病和精神疾病的高发年龄，因此，中年人应重视心理咨询，遇有严重心理紧张而难以自我消除时，应寻求心理帮助，加强自我心理保健。同时，社会应建立可行的社会保障制度和监测体系，定期体检，发现问题并及时诊治。

（三）更年期心理健康

更年期是一个人从成熟走向衰老的过渡时期，女性一般为45～50岁，男性为55～60岁。此期生理与心理上有巨大的变化，部分人会出现常见的心身疾病——更年期综合征。

1. 更年期生理心理特点与问题　性腺功能衰退、卵巢衰老、下丘脑与垂体内分泌的变化，引起月经由规律到不规律，最终停止。卵巢功能的减退，导致雌激素水平下降，垂体功能亢进，分泌过多的促性腺激素，影响了自主神经的稳定性，部分妇女产生了不同程度潮红潮热、出汗和头晕三联症状和大脑皮质功能失调症状，如烦躁激动、心悸、失眠、多梦等。

由于更年期内分泌的改变，常出现焦虑、悲观、失落、孤独的心理反应，个性行为多疑、嫉妒、自私、唠叨、急躁、不近人情；有时无端的烦躁，担心家人会遭到不幸；有时伤感、抑郁，出现自责自罪心理，悔恨自己成了废物，甚至产生自杀心理，人际关系紧张。

2. 维护更年期心理健康的方法　①及时掌握更年期的生理心理知识，正确对待自己的心身变化，注重保健。若有更年期症状，应减轻精神负担，以乐观的态度对待这一生理过程，必要时请医生协助处理。②保持日常饮食、睡眠、工作活动的规律性，娱乐活动应有节制，避免过度紧张和劳累，适当参加有意义的活动，加强体育锻炼，防止疾病的发生。③家庭成员、同事、朋友及单位领导都应了解更年期的基本知识，给予多方面的理解、体谅、同情、照顾和关心，建立更好的社会支持系统。

三、老年期心理健康

一般认为60岁或65岁以后的年龄阶段为老年期。

（一）老年期生理心理特征

生理功能减退，除皮肤松弛、毛发稀疏变白、牙齿脱落、体型外表变化外，内脏器官生理功能也出现老化，如视力减退、听力减弱、动作缓慢、骨质疏松易骨折、性功能减退，消化系统、内分泌系统功能降低，严重者出现脑血管、心血管的病症。

老年人心理上出现记忆力减退，表现为对往事回忆生动清晰，但对近期事情易遗忘；机械记忆差，意义识记较好；判断能力和注意力减退；晶体智力保持良好，液体智力下降；情绪趋向不稳定，易兴奋、激惹，喜欢唠叨，常与人争论。人格发生改变，行为变得刻板、固执，以自我为中心而常常影响人际关系。

由于退休和社会职能的变化，家庭变故如丧偶、子女离家、亲友往来减少等，信息不灵，经济上不能独立，生活困难等问题，容易使老年人产生孤独、恐惧、固执、多疑等心理问题，如不及时调整，将影响老年人的心身健康。

（二）维护老年人心理健康的方法

1. 保持乐观的情绪 老年人要豁达、开朗、宽容大度，遇急事不惊恐，遇难事不急躁，遇悲事不过分伤心，遇喜事不过于兴奋。正确对待各种生活事件，遇到不良生活事件要面对现实，与家人、亲朋共同商量解决，共同分忧，多从积极方面去考虑。

2. 正视现实，发挥余热 退休前要计划好退休后的生活、工作安排，淡化权力观和金钱观。培养多种爱好，充实老年生活，尽可能地回到社会活动中去发挥余热，做力所能及的事，既有益心身健康，又为社会作出新贡献。

3. 合理用脑，积极活动 坚持适量的、不间断的体力与脑力活动，可延缓脑功能和躯体功能的衰退。坚持参加体育运动，如看报、写作、散步、慢跑、打太极拳等。要力求心身都健康，预防各种疾病。

4. 生活规律，营养合理 饮食起居要适当，不熬夜、不过劳、不吸烟、不酗酒，多吃牛奶、排骨等含有钙质的食物，延缓骨质疏松。

5. 积极交往，家庭和睦 退休后要尽快地适应社会职能和生活发生的变化，不要过早产生衰老感，防止精神老化。积极参与社会交往活动，多与年轻人在一起，做些力所能及的工作。妥善处理好家庭成员的关系，使生活有子女照料，有病能及时诊治，经济有保障，与家人能互相关心、互相爱护，让老人感到温暖和安全。帮助丧偶和孤寡老人在自愿的前提下重组家庭。

6. 发挥社会支持系统作用 全社会都应关注老年人的生活，提倡尊老、敬老、爱老、养老的社会风尚，同时，社会应确保老年人的经济收入，为老年人提供高质量的保健机构和活动场所，提供各种方便，满足老年人的社会需要，以确保老年人安度晚年。

•⋅知识链接 ⌄⋅•⋅⋅⋅⋅⋅

保持心理健康的方法

1. 当苦恼时，找你所信任的、谈得来的、同时头脑也较冷静的知心朋友倾心交谈，将心中的郁闷及时发泄出来，以免积压成疾。

2. 遇到较大的刺激或遭到挫折、失败而陷入自我烦闷状态时，最好暂时离开你所面临的情境，转移一下注意力，暂时回避以恢复心理上的平静，将心灵上的创伤填平。

3. 当情感遭到激烈震荡时，宜将情感转移到其他活动上去，忘我地去干一件你喜欢干的事，如写字、打球等，从而将你心中的苦闷、烦恼、愤怒、忧愁、焦虑等情感转移和替换掉。

4. 对人谦让，自我表现要适度，有时要学会当配角和后台工作人员。

5. 多替别人着想，多做好事，可使你心安理得，心满意足。

6. 做一件事要善始善终。当面临很多难题时，宜从最容易解决的问题入手，逐个解决，以便信心十足地完成自己的任务。

7. 性格急躁的人不要做力不从心的事，并避免超乎常态的行为，以免紧张、焦躁，心理压力过大。

8. 对别人要宽宏大量，不强求别人一定都按你的想法去办事，能原谅别人的过错，给别人以改过的机会。

9. 保持人际关系的和谐。

10. 自己多动手，破除依赖心理，不要老是停留在观望阶段。

11. 制订一份既能使你愉快，又切实可行的休养身心的计划，给自己以盼头。

（张渝成）

思考题

1. 结合教材上的理论，对照自己的实际情况谈一谈你的心理是否健康，为什么？

2. 在评估他人的心理健康水平时需要注意些什么问题？

3. 心理健康教育有哪些途径？

第四章 心理应激和心身疾病

心理应激（psychological stress）是一种人人都能体验到的情绪状态，它对我们的工作、生活以及心身健康都有着重要的影响。心理应激理论的研究，不仅有助于认识应激源、应激过程、影响应激的因素，还有助于认识应激对健康的影响以及心理应激的调节与控制。在心理社会因素同疾病的联系中，心理应激是一个非常重要的环节。在心身疾病的发生、发展过程中，心理社会因素的影响作用贯穿于疾病的整个过程。因此，护士必须了解影响人类健康与疾病的心理社会因素的性质，认识健康和疾病之间的相互关系，并能运用应激处理的技术对病人进行危机干预，促进病人的康复。

第一节 心理应激与危机干预

一、应 激

（一）应激的概念

应激是一个多学科研究的课题，由于研究领域不同，研究目的和侧重点各异，不同时期和不同领域的应激概念有较大差异。从护理心理学的角度，一般将应激定义为：个体在察觉需求与满足需求的能力不平衡时，倾向于通过整体心理和生理反应表现出来的多因素作用的适应过程，所引起的结果可以是适应或适应不良。

总结 20 世纪 30 年代以来的各种应激研究，可以归纳为三种研究途径：

1. 应激是引起机体发生应激反应的刺激物 这条途径把应激作为自变量，研究各种有害性刺激物的性质和特征。塞里曾把引起机体产生应激反应的刺激物称作应激源，实际上一段时期里心理学家们是把应激和应激源作为同一概念来研究的。但心理学家所指的应激源的范围相当广泛，包括躯体、心理、社会和文化性应激源。

2. 应激是机体对有害刺激的反应 这条研究途径将应激作为因变量或是反应。在心理应激状态下，人不仅产生生理反应，而且也发生心理或行为反应。塞里认为心理应激是机体对有害刺激物所作出的机体固有的、具有保护性和适应性功能的防御反应，他将其称作"一般适应综合征（general adaptation syndrome，GAS）"，包括三个反应阶段：警戒期、阻抗期和衰竭期。

3. 应激是应激源和应激反应的中间变量   这方面的研究着重探讨介于应激源和应激的心理生理反应之间的中间变量，包括个人认知评价、应对方式、社会支持、个人经历和个性特征等，特别是认知评价在应激作用中起关键性作用。应激的发生并不伴随于特定的刺激或特定的反应，而是发生于个体察觉或评价一种有威胁的情境之时。

上述三种研究途径侧重点有所不同，但都重视心理社会因素在应激中的作用。总之，应激是个体对环境威胁和挑战的适应和应对过程，其结果可以是适应的和不适应的。

（二）应激过程

一般认为，心理应激过程可以分为输入、中介、反应、结果四个部分，如图 4-1 所示。

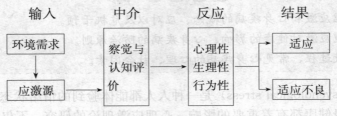

图 4-1   心理应激过程

1. 输入部分——应激源   应激源是指向有机体提出适应和应对的需求，并引起应激反应的各种刺激物。实际上，任何与个体原有生理、心理水平不同的客观变化都能构成刺激物，但并不是所有的刺激物都能使个体体验到紧张状态。因此，只有那些能引起个体体验到紧张状态并引起应激反应的刺激物才是应激源。生活中的应激源是多种多样的，按其性质可分为四类：

（1）生理性应激源：指对躯体直接产生刺激作用的某些刺激物，包括各种理化和生物学刺激物，例如高温或低温、强烈的噪声、损伤、病原微生物和疾病等。此类应激源不仅引起生理反应，也常常改变人的情绪状态，从而导致心理反应。

（2）心理性应激源：指来自人们头脑中的某些紧张信息，包括认知和情绪波动等，如各种心理冲突和挫折、不切实际的过高期望值、不良预感、人际冲突以及工作压力等。不符合现实和规律的认知评价是心理应激产生的主要因素。

（3）社会性应激源：指个体在社会生活中遭遇到的不幸与出现的剧烈变化，又称社会生活事件，例如重大的社会和经济变革、战争、自然灾害、失业、家庭危机和亲人的意外事故等。

心理学家根据调查发现，生活事件是日常生活中的主要应激源，与人类的许多疾病相关。美国心理学家霍尔姆斯（Holmes）根据对 5000 人的社会调查及病历资料研究，将现代社会生活中个体可能遭受到且需要付出努力来应付的各类事件归纳为 43 项，并按每个事件对人的影响程度，以生活事件单位（life event unit，LEU）为指标予以定量，编制了"社会再适应评定量表"（表 4-1），用以评定人们的社会适应情况。霍尔姆斯发现若一年内生活变化单位累计不超过 150 单位，次年可能健康平安；若一年累计为 150～300 单位，次年有 50％的可能患病；若一年累计超过 300 单位，则次年有 70％的可能患病。这表明了应激对健康的影响。

表 4-1 社会再适应评定量表

变化事件	LEU	变化事件	LEU
1. 配偶死亡	100	23. 子女离家	29
2. 离婚	73	24. 姻亲纠纷	29
3. 夫妇分居	65	25. 个人取得显著成就	28
4. 坐牢	63	26. 配偶参加或停止工作	26
5. 亲密家庭成员丧亡	63	27. 入学或毕业	26
6. 个人受伤或患病	53	28. 生活条件变化	25
7. 结婚	50	29. 个人习惯的改变(如衣着、习俗、交际等)	24
8. 被解雇	47	30. 与上级矛盾	23
9. 复婚	45	31. 工作时间或条件的变化	20
10. 退休	45	32. 迁居	20
11. 家庭成员健康变化	44	33. 转学	20
12. 妊娠	40	34. 消遣娱乐的变化	19
13. 性功能障碍	39	35. 宗教活动的变化(远多于或少于正常)	19
14. 增加新的家庭成员	39	36. 社会活动的变化	18
15. 业务上的再调整	39	37. 少量负债	17
16. 经济状态的变化	38	38. 睡眠习惯变异	16
17. 好友丧亡	37	39. 生活在一起的家庭人数变化	15
18. 改行	36	40. 饮食习惯变异	15
19. 夫妻多次吵架	35	41. 休假	13
20. 中等负债	31	42. 圣诞节	12
21. 取消赎回抵押品	30	43. 微小的违法行为(如违章穿马路)	11
22. 所担负工作责任方面的变化	29		

（4）文化性应激源：指因语言、风俗习惯、生活方式、宗教信仰等改变所造成的刺激或情境。当一个人从一种语言环境进入另一种语言环境，或者由偏僻的山区来到大城市时，他在生活的许多方面都面临着新问题，从而产生心理应激。

2. 中介机制 指机体将应激源或环境对个体的需求这些信息输入，转化成应激反应——输出信息的内部加工过程，即介于应激源与对它们的反应之间起调节作用的因素。察觉与认知评价是决定个体对环境刺激是否引起防卫和抵抗的关键。

（1）察觉：指感知到应激源的存在。每个人都以自身的不同方式来察觉环境刺激，这就是各人对同一应激源会引起不同反应的原因。塞里认为这也是几种不同形式的环境刺激引起同样的一般适应综合征的原因。

（2）认知与评价：指人对遇到的应激源的性质、程度及可能的危害情况作出估计与判断。人生会遇到无数的应激事件，只有那些对人有意义的刺激物本能引起心理应激反应。某种事物对一个人的意义，在很大程度上取决于他的认知评价。人们对应激源的认知评价有两种类型：①积极的认知评价，给人以力量并提高个体的识别与应对能力；②消极的认知能力评价，消耗机体能量储备，并以维护和防卫的形式增加机体的负荷。

3. 应激反应 所谓应激反应（stress reaction）是指个体因为应激源所致的各种生物、心理、社会、行为方面的变化，常称为应激的心身反应（psychosomatic response）。从应激的时间特征来看，应激反应可分为急性应激反应和慢性应激反应。急性应激反应往往是由强烈的或威胁性刺激短暂作用引起的，如突然的噩耗、地震、车祸等；慢性应激反应一般是由难以摆脱的生活事件引起的，如长期的内心冲突、紧张的人际关系、长久的难以实现的愿望等。

应激反应在健康和疾病中具有重要的理论和实际意义。首先，应激反应是个体对变化着的内外环境所作出的一种适应，这种适应是生物界赖以发展的原始动力。其次，各种应激反应涉及个体心身功能的整体平衡。

（1）应激的心理行为反应：应激的心理反应可以涉及心理和行为的各个方面，例如应激可使人出现认识偏差、情绪激动、行动刻板，甚至可以涉及个性的深层部分如影响到自信心等。但与健康和疾病关系最直接的是应激的情绪反应。

1）情绪反应：个体在应激时产生什么样的情绪反应以及强度如何受很多因素的影响，差异很大。以下是常见的几种情绪反应。①焦虑（anxiety）是预料要发生某种不良后果时的一种紧张不安情绪，是心理应激条件下最普遍的一种心理反应。适当的焦虑可以唤起人对应激的警觉状态，有利于人的认识能力充分施展。然而，过强过久的焦虑会妨碍人的智能的发挥，不利于对应激源的应对。例如，学生在考场会出现一旦紧张什么都想不起来的情况；面试时焦虑紧张会使原来有所准备的内容无法流畅表达。焦虑可以成为应激状态下造成失败和心理痛苦的原因。②恐惧（fear）是一种企图摆脱明确的有特定危险会受到伤害或生命受威胁的情境时的情绪状态。恐惧伴有交感神经兴奋，肾上腺髓质分泌增加，全身动员，但没有信心和能力战胜危险，只有回避或逃跑，过度或持久的恐惧会对人产生严重的不利影响。③抑郁（depression）包括一组消极低沉的情绪，如悲观、悲哀、失望、绝望和无助等，伴有失眠、食欲减退、性欲降低等。抑郁常由亲人丧亡、失恋、失学、失业，遭受重大挫折和长期病痛等原因引起。这里指的是外源性抑郁，还有一种内源性抑郁，与人的素质有关。④愤怒（anger）多出现于一个人在追求某一目标的道路上遇到障碍、受到挫折的情景。愤怒时交感神经兴奋，肾上腺分泌增加，因而心率加快，心排血量增加，血液重新分配，支气管扩张，肝糖原分解，并多伴有攻击性行为。

上述应激的负性情绪反应如果在人身上时间过长、强度过高，可以严重损害人的认知功能，同时破坏人的心理平衡，而心理平衡是准确感知、记忆和逻辑思维的前提。

2）应激的行为反应：应激反应中的外显行为常与情绪反应同时出现，这是个体为缓冲应激对自身的影响、摆脱紧张状态而采取的应对行为策略。①逃避与回避：都是为了远离应激源的行为。逃避（escape）是指已经接触到应激源后而采取远离应激源的行动；回避（avoidance）是指率先知道应激源将要出现，在未接触应激源之前就采取行动远离应激源。两者的目的都是为了摆脱情绪应激，排除自我烦恼。②退化与依赖：退化（regression）是当人受到挫折或遭遇应激时，放弃成年人应对方式而使用幼儿时期的方式应付环境变化或满足自己的欲望。退化行为主要是为了获得别人的同情支持和照顾，以减轻心理上的压力和痛苦。退化行为必然会伴随产生依赖（dependence）心理和行为，即事事处处依靠别人关心照顾而不是自己去努力完成本应自己去做的事情。退化与依赖多见于病情危重经抢救脱险后的病人以及慢性病人之中。③敌对与攻击：其共同的心理基础是愤怒。敌对（hostility）是内心有攻击的欲望，但表现出来的是不友好、谩骂、憎恨或羞辱别人。攻击（attack）是在应激刺激下个体以攻击方式作出反应，攻击对象可以是人或物，可以针对别人也可以针对自己。例如临床上某些病人不肯服药或拒绝接受治疗，表现出自损自伤行为，包括自己拔掉引流管、输液管等。④无助与自怜：无助（helplessness）

是一种无能为力、无所适从、听天由命、被动挨打的行为状态，通常是在经过反复应对不能奏效、对应激情境无法控制时产生，其心理基础包含了一定的抑郁成分。无助使人不能主动摆脱不利的情境，从而对个体造成伤害性影响，故必须加以引导和矫正。自怜（self-pity 即自己可怜自己，对自己怜悯惋惜，其心理基础包含对自身的焦虑和愤怒等成分。自怜多见于独居、对外界环境缺乏兴趣者，当他们遭遇应激时常独自哀叹、缺乏安全感和自尊心，倾听他们的申诉并提供适当的社会支持可改善自怜行为。⑤物质滥用：某些人在心理冲突或应激情况下会以习惯性的饮酒、吸烟或服用某些药物的行为方式来转换自己对应激的行为反应方式。尽管这些物质滥用对身体没有益处，但这些不良行为能达到暂时麻痹自己、摆脱自我烦恼和困境之目的。

（2）应激的生理反应：心理应激的生理反应以神经解剖学为基础，最终可涉及全身各个系统和器官，甚至毛发。在应激条件下，大脑皮质统一指挥和控制着人的各种活动；身体的生理反应主要是大脑通过自主神经系统、下丘脑、腺垂体、靶腺轴和免疫系统进行调节的。这些生理反应又通过反馈机制影响着神经系统、内分泌系统和免疫系统的功能，使机体尽可能从心理应激所造成的紊乱中恢复过来。

• 知识链接

应激生理反应的中介机制

1. 心理-神经中介机制　当机体处于应激状态时，中枢神经系统对应激信息接收、加工、整合，传递至下丘脑，使交感神经-肾上腺髓质系统的功能明显增强，释放大量儿茶酚胺，引起肾上腺素和去甲肾上腺素分泌增加，致使中枢兴奋性增高，导致心理、躯体和内脏功能改变，如心率加快、血压增高、呼吸加快、瞳孔扩大，外周血管收缩、皮肤和内脏血流量减少。

2. 心理-神经-内分泌中介机制　当应激源作用持久或强烈时，冲动传递到下丘脑，下丘脑分泌促肾上腺皮质激素释放因子（CRH），进入血液作用于腺垂体，促进腺垂体释放促肾上腺皮质激素（ACTH），进而促进肾上腺皮质释放糖皮质激素（皮质醇）和盐皮质激素（醛固酮），调节糖代谢、蛋白质分解和保钠排钾。

研究发现，当人在飞行跳伞、阵地作战、预期手术、学生参加考试等应激情况下，都有肾上腺皮质和肾上腺髓质的被激活。

3. 心理-神经-免疫机制　长期较强烈的应激会损害下丘脑，造成皮质激素分泌过多，所产生的 ACTH 会抑制免疫系统的功能。皮质激素分泌过多，大脑释放内啡肽，导致胸腺和淋巴组织退化或萎缩，造成免疫系统功能的抑制，降低机体对抗感染、变态反应和自身免疫的能力。

（3）综合性的应激反应：一般性应激反应可以分为生理性、心理性和行为性三类，这是为了便于说明而从各个侧面去探讨的。实际上在强烈应激源的作用下，三者是共同发生的，而这三种反应又是相互影响的。在我们实际生活中遇到的应激反应，是一种综合反应。近年研究的综合性应激反应有以下几种：

1）亚健康状态：亚健康又称第三健康状态，是指人处于完全健康与疾病之间的状态。现代社会随着竞争和冲突的加剧，人们常感到"生活得很累"。这种慢性疲劳和精力低下的表现就是处于一种亚健康状态，亚健康状态精神状况的进一步恶化可导致崩溃的发生。

这个过程是渐进性的，虽然每个人的时程不同，但形式基本相似，大致分为三个时期：①应激唤醒阶段，主要是失眠、不安和焦虑；②能量储备阶段，有慢性疏懒，持久疲劳，烟、酒消耗增多，淡漠；③耗竭阶段，有慢性抑郁、心身疲惫、社会孤独，极端的可产生自杀念头等。

2）崩溃：是指一种心身耗竭状态，通常是指由于强烈的心理应激而带来的一种无助、绝望的情感体验。崩溃的出现通常是长期超负荷运转导致体力与精神的极度耗损，在此基础上再遭遇一些重大的生活事件而造成的。崩溃具有以下特点：①表现为体力耗竭，常有频繁头痛、恶心、疲劳、睡眠不良等；②体验情绪耗竭，有抑郁、绝望情感；③呈现精神衰竭或变态，对人、对己、对周围的一切都持消极态度；④表现出自暴自弃的情感。一些从事"助人职业"的人们（如教师、医生、护士、社会工作者、心理学家及咨询师等）比从事其他职业者更易有崩溃体验；一些重点中学的毕业班学生在家长、学校、社会的舆论压力下会有此体验；许多体育竞技者在训练和竞赛后也常有此体验。

不过，对多数个体来说，崩溃是可逆的，也是可以预防的，应激前的有氧运动、注意营养、劳逸结合，有助于预防崩溃的进展。

3）延缓应激效应：有时人们处于高度应激情境时并不表现应激现象，只是在事件过去后一段时间才体验到应激反应。重大生活事件除了对健康造成即时损害以外，还会产生"余波"效应，也就是原发事件所引起的后续影响。这种在创伤经历一段时间后再发生的应激综合征称之为延缓应激效应，又称为创伤后应激障碍。

延缓应激效应是一种焦虑障碍，常常发生于强烈应激和长期处在下列情境时：①个体必需的基本需求受到威胁；②基本是无法控制的事件；③由于其他应对方法不能利用或无效而被迫使用防御机制。创伤后应激障碍常见于自然灾害如洪水、台风、地震，或者是突发的灾难性事故如火灾、飞机失事及爆炸、恐怖活动等。灾难的研究表明，只有少数人在事件发生时立即体验应激，而多数人均呈现延缓应激反应，出现在威胁过去数天或数月之后。

延缓应激反应也常见于被强暴的受害者，如战俘以及被绑架的人质。有研究称，目睹越南战争时严重轰炸的幸存者约有 1/3 患有创伤后应激障碍。由于该病发病率较高，加之往往病程迁延，严重影响病人的心理和社会功能。

4. 应激的适应 适应是有机体通过改变自身结构或调整功能对应激源产生反应的能力。适度的应激对人的健康和功能活动有促进作用，使人产生良好的适应结果。长期的、超强度的应激则使人难以适应，最终损害人的健康，甚至产生疾病。

（三）应激与健康

心理应激与人的健康有密切的关系，一方面心理应激可以影响人的健康，另一方面一个人的健康状况也会影响心理应激反应的强度与耐受力。心理应激对健康的影响，包括积极影响和消极影响两个方面。

1. 心理应激对健康的积极影响 适度的心理应激可对人的健康产生积极的影响。

（1）适度的心理应激是个体成长和发展的必要条件：个体的成长发育取决于先天遗传和后天环境两个主要方面。心理应激可以被看做是一种环境因素。许多心理学研究表明，个体的早期特别是青少年时期，适度的心理应激经历可以提高个体后来在生活中的应对与适应能力。如青少年艰苦的家庭条件与生存环境，锤炼出他们坚强的意志与毅力，使他们在以后的各种艰难困苦面前应对自如，社会适应能力大大增强。日常观察也告诉我们，缺乏心理应激的青少年（如被父母过度保护），适应环境的能力较差，在离开家庭走向社会的过程中，往往容易发生环境适应障碍和人际关系问题。

（2）适度的心理应激是维持人正常功能活动的必要条件：人离不开刺激，适当的刺激和心理应激有助于维持人的生理、心理和社会功能。经常参加紧张的球赛，运动员的骨骼肌、心、肺功能，神经反射功能，大脑分析、判断、决策功能均得到增强；同样，紧张的学习、工作使人变得聪明、机灵、熟练，大大增强了个体的生存、适应能力。心理学的许多实验研究证明，人在被剥夺感觉或处于缺乏刺激的单调状态超过一定时间限度后，会出现幻觉、错觉和智力功能障碍等心身功能损害。流水线上的工人从事单调和缺少变化的工作，容易发生注意力不集中、情绪不稳定的现象。

人们在日常生活中总会遇到矛盾，遭遇各种应激源的侵袭，解决矛盾和应付挑战既可引起紧张、苦恼、劳累和痛苦，也可带来成功的喜悦、轻松和欢乐。没有紧张就无所谓松弛，没有苦恼就难以体会幸福。如果某一阶段里生活缺少变化，人们会主动地寻求紧张性刺激。例如参加考试、评比、检查、比赛和从事某项冒险活动等，都是引起适度心理应激的常用手段。

2. 心理应激对健康的消极影响　长期的、超过人适应能力的心理应激会损害人的健康，因此，心理应激与疾病的发生发展都有密切的关系。20 世纪 70 年代就有人提出："现代人类疾病一半以上与应激有关。"目前人类的疾病谱及死亡顺位的变化也证实了这一结论。应激状态危及人体健康，主要表现在以下三个方面：

（1）心理应激直接引起生理和心理反应，使人出现身体不适与精神痛苦。强烈的心理刺激作用于体弱或（和）应激能力差的人，便可发生这种情况。①急性心理应激状态：临床常见的有急性焦虑反应、血管迷走反应和过度换气综合征等。②慢性心理应激状态：固然，"失败是成功之母"，可以锤炼人的意志和勇气，然而人不能总是失败，总是受挫，总是失意，强度虽小但长期的心理应激常使个体出现头晕、疲惫、乏力、心悸、胸闷，伴心率加快、血压升高等症状和体征，还可以出现各种神经症、心境障碍和精神分裂症表现，并常常被医生忽略而久治不愈。

（2）心理应激可以加重已有的精神和躯体疾病，或使旧病复发。已患有各种疾病的个体抵抗应激的心理、生理功能较低，心理应激造成的心理、生理反应很容易加重原有疾病或导致旧病复发。例如高血压病人在工作压力增大时病情加重；冠心病病人在争执或激烈辩论时容易发生心肌梗死；病情已得到控制的哮喘患儿，在母亲离开后哮喘继续发作等。

（3）心理应激导致机体抗病能力下降，造成对疾病的易感状态。人是心、身的统一体，严重的心理应激引起个体过度的心理和生理反应，造成内环境紊乱，各器官、系统的协调失常，稳态破坏，从而使机体的抗病能力下降，机体处于对疾病的易感状态。体内那些比较脆弱的器官和系统便极易首先受累而发病，如临床上的应激性胃溃疡就是典型的例子，生活中那些因亲人突然亡故而痛不欲生者常常一病不起。

心理应激对健康的影响究竟是积极的还是消极的，受许多因素的影响。一般而言，由于青少年处于生命的旺盛时期和心理的可塑阶段，经过科学的教育和心理疏导，多可使心理应激发挥对健康的积极作用。对老弱妇孺则应通过关爱和帮助，尽可能使心理应激对健康的消极作用降到最低程度。

二、应　对

(一) 应对的概念

应对 (coping)，又称应对策略 (coping strategies)，是指个体为消除或减轻应激源对自身造成的压力和影响、保持心理平衡所采取的各种策略或措施。

国外专家指出："应对由各种努力组成，即个体努力通过行动和内心思索去处理 (如征服、忍受、降低、淡化) 环境中和心理内部的各种需要以及各种需要之间存在的冲突。"一般认为，应对是指个体对环境或内在需求及其冲击所做出的恒定的认识性和行为性努力。

(二) 应对的分类

1. 情绪集中性应对　或称做减轻法，是指改变个体对应激源的反应，此法不影响应激源。通常所用的减轻法包括心理防御机制、重新评价情境和减轻紧张三种方法。

(1) 心理防御机制：心理防御机制是弗洛伊德精神分析理论的核心成分之一，是个体为了应对应激状态下的紧张情境，通过潜意识活动，去解脱烦恼、减轻内心不安，以恢复情绪平衡与稳定的适应性心理反应。常见的心理防御机制有：

1) 否认 (denial)：是把已经发生，又不愿被接受的痛苦事实加以否定，当做根本没有发生过，以减轻心理负担。否认是一种潜意识的、比较原始和简单的心理防御机制。常言"眼不见为净"，成语"掩耳盗铃"等就是常见的否认表现。人们通过否认可以缓冲突如其来的打击，不至于过于震惊和过度悲痛，暂时维持心理平衡，以使心理上对接受痛苦现实有所准备。但是，如否认持续时间过长，现实中的问题并未消失，有可能错过了解决问题的最佳时机，那时就会有更大的挫折。

2) 退化 (regression)：是指一个人采取倒退到童年的或低于现实水平的行为来取得别人的同情和关怀，从而逃避紧张或不满的情境。退化机制在医学临床有重要意义，例如在经历意外伤害、各种危重病、大型手术等抢救脱险后，有时病人仍不愿离开监护室，或者躯体疾病已完全康复但仍不愿出院。日常生活中也经常见到人们的退化机制，例如，运动员在遇到自己力所不及的困难训练时，就产生头痛、手足麻木等症状。

3) 幻想 (fantasy)：当遇到现实困难时，因无法处理，就利用幻想方法，使自己从现实中脱离开，存在于幻想的境界，凭其情感与希望，任意想象应如何处理心理上的困难，以得到内心的满足。灰姑娘的故事、"自我陶醉"、做"白日梦"等都是对幻想机制的生动写照。儿童常常以幻想方式来处理心理问题，但成人终日处于幻境之中则肯定是一种病态。

4) 转移 (displacement)：指在一种情境下使危险的情感或行动转移到另一个较为安全的情境下释放出来。例如，"迁怒于人"，对上级的愤怒和不满情绪在家中对亲人发泄出来。

5) 合理化 (rationalization)：又称文饰作用，指潜意识中用一种似乎有理的解释或实际上站不住脚的理由来为其难以接受的情感、行为或动机辩护，以使这种理由为自己接受，其目的是减少或免除因挫折而产生的焦虑，保持个人的自尊。这是人们日常生活中使用比较多的一种防御机制。合理化通常有两种表现：酸葡萄心理，即把个人渴望得到但又不能获得的东西说成是不好的；甜柠檬心理，即当得不到葡萄而只有柠檬时就说柠檬是甜的，有些本来无明显吸引力的东西在为个人获得后，则可能对它大加颂扬。

6）反向（reaction）：指对内心一种难以接受的观念和情感以相反的态度或行为表现出来。在日常生活中，有的人明明极为需要某一种东西，却表现为极力反对；有的病人明明非常关心自己的病情，在别人面前却表现出无所谓的姿态。此类种种现象，均属反向。

7）升华（sublimation）：把被压抑的无意识冲动，通过某种途径或方式转变为人们可接受的或为社会所赞许的活动。例如，有强烈攻击性冲动的人会通过施行手术或指挥战斗，把这种冲动发泄出来，从而使自己成为有用的外科医师或军事指挥官。由于升华机制的作用，原来的动机冲突得到了宣泄，不仅消除了动机受挫而产生的焦虑，而且还使个人获得成功满足感。

8）幽默（humor）：指通过幽默的语言或行为来应付紧张、尴尬的情境，使自己摆脱困境，维持心理平衡。人格比较成熟的人都懂得在适当的场合，运用合适的幽默打破窘境，改变困难局面，所以幽默有益于身心健康，是一种成熟的积极的防御机制。

9）压抑（repression）：其方法是把不能被意识所接受的念头、情感和冲动，在不知不觉中抑制到潜意识中去，以致不为意识所觉察，以避免内心受到干扰。按精神动力学派的观点，这些被压抑的内容并非消失，遇有机会仍会逸出，如触景生情；压抑的内容平日不为意识所觉察，但在特殊情况下能影响人们的日常行为，如梦境、健忘或言行上的一时失误，可能在某种程度上反映了压抑的动机和冲动。倘若压抑在潜意识的冲突内容过多，超过自我的控制力，则有可能从其他途径表现出来，导致心理障碍、精神病或心身障碍等。

（2）重新评价情境：不同个体对同一应激源的反应程度有差异，因为个体对事物的认识、评价、体验、观念等都不相同。重新评价情境就是换一个角度去审视生活事件，而且尽可能地从积极的角度去思考问题，这样做可以分散个体对消极面的过分注意，减轻或防止应激反应。面对应激情境，要冷静分析原因，总结经验教训，改变消极认识，以乐观、豁达的心态对待应激源，客观正确地估计自己的应对能力，或根据实际情况修正期望目标，使主客观相一致才能减轻应激强度。

（3）减轻紧张：它可以直接抑制应激引起的生理唤起以及相关症状，是应对应激的重要措施之一。减轻紧张可通过倾诉、散步、体育锻炼、放松训练等方式或抗焦虑药物的应用，从而达到缓解应激反应和提高个体应对应激的能力。

2. 问题集中性应对　应对策略是直接指向应激源，降低应激源发生的可能性或改变应激源的强度，主要针对问题和事件。包括事先应对和寻求社会支持等。

（1）事先应对：个体事先尽可能多地获取有关应激事件的信息，为建立一种适合应激需求的行动规则打下基础。同时，设想一种尽可能接近现实的应激情境，预期可能发生的困难，个体可以实践或排练相应的反应。并通过调节系统，解释负性情绪、重新认知评价来减轻可能发生的应激反应。

（2）寻求社会支持：社会支持就是在个体所建立的人际关系网络中，他人所能够提供的应对资源。在应激环境中，应激者往往寻求来自家庭、亲友、组织等方面的帮助，包括给予信息及指导、关怀、影响和教育，提供鼓励和保证等。或向他人诉说心中的烦恼，期望得到别人的同情、支持和理解，心里便会感到满足，以缓解焦虑不安的心情。

三、危机干预

（一）心理危机的概念

人的一生不是一帆风顺的，常常遇到困难和挫折，一旦这种困难和挫折超过了个人的应对资源和应付能力，就会使个体的心理失去平衡而处于紧张状态。所谓心理危机（psychological crisis）是指个体面临突然的、重大的事件或境遇，既不能回避，又无法用通常解决问题的方法来解决时，所产生的认知失调、情绪失控和行为错乱的特殊紧张状态。

危机通常可分为情景性危机和发展性危机。情景性危机是指个体对特殊环境中外部事件的突发性反应。例如，分娩、急性躯体疾病、受到攻击、亲人死亡、难以预料的失业、重大事故等。情景性危机表现多样，突发性及持续时间短暂为其特点。发展性危机是指当个体不能完成心理某个阶段的发展任务时，影响了正常的心理发展，导致危机的出现。例如，父母离异对儿童的影响、儿童受虐待、刚毕业的学生找不到工作等。发展性危机多发生在心理发展的关键时期，可突然发生，也可逐渐发生，持续时间较长，其关键是现实环境中和自身条件下不能及时地满足心理发展的需要。

（二）心理危机的特征

Caplan认为，心理危机的产生与个体的认识水平、应对技巧、环境或社会支持有关。他将心理危机的发展过程分为四个阶段：

第一阶段：创伤性应激事件使当事者的情绪焦虑水平上升，并影响到日常生活，因此，一般采取常用的应对机制来对抗焦虑所致的应激和不适，以恢复其原有的心理平衡。

第二阶段：常用的应对机制不能解决目前存在的问题，创伤性应激反应持续存在，生理和心理的紧张表现加重并恶化，当事者的社会适应功能明显受损或减退。

第三阶段：当事者情绪、行为和精神症状进一步加重，应采用各种可能的应对或解决问题的方式来力图减轻心理危机和情绪困扰，其中也包括社会支持和危机干预。

第四阶段：当事者由于缺乏一定的社会支持，应用了不恰当的心理防御机制等，使得问题长期存在、悬而未决，当事者可出现明显的人格障碍、行为退缩、自杀行为或精神疾病。

一般认为心理危机的活动状态不超过4～6周。在此期间，个体会发出需要帮助的信号，并愿意接受外部帮助。心理危机的预后，取决于个体心理素质、适应能力、主动性以及其他人的帮助。

（三）心理危机的干预

1. 危机干预的概念 危机干预（crisis intervention）是指动用各种个人和社会资源，采用相应的干预技术，对处于危机状态的个人或家庭，提供关怀和帮助的过程。当人突然患病、病情突然恶化或病人濒临死亡时，病人及其家属往往需要护理人员的亲切关怀和有效帮忙。危机干预属于广义的心理治疗范畴，常常动用各种社会资源，寻求社会支持，因而对护理工作较为适用。

2. 危机干预的目的 危机干预的主要目的有：

（1）防止过激行为，如自杀、自伤或攻击行为等。

（2）促进交流与沟通，鼓励当事者充分表达自己的思想和情感，鼓励其自信心和正确的自我评价，提供适当建议，促使问题解决。

（3）提供适当医疗帮助，处理晕厥、情感休克或激惹状态。

3. 危机干预的原则　危机干预常遵循以下原则：

（1）迅速确定要干预的问题，强调以目前的问题为主，并立即采取相应措施。

（2）必须有其家人或朋友参加危机干预。

（3）鼓励自信，不要让当事者产生依赖心理。

（4）把心理危机当做心理问题处理，而不要作为疾病进行处理。

4. 危机干预的技术　危机干预技术根据危机者的不同情况和危机干预者的擅长，采取相应的心理干预治疗技术，如行为治疗、认知治疗、短程动力学治疗。一般来说，危机干预主要包括下面两大类技术：

（1）支持技术：由于危机者在危机开始阶段焦虑水平比较高，应该尽可能减轻其焦虑。通过疏泄、暗示、保证、改变环境等方法，一方面可以降低求助者的情感张力，另一方面有助于建立良好的沟通和合作关系，为以后进一步的干预工作做准备。要注意支持是指给予情感支持，而不是支持危机者错误的观点或行为。

（2）干预技术：又称解决问题技术，通过具体的方法紧急处理危机者当前的问题，重点在于给予危机者及时的心理支持，尽快地让危机者接受当前应激性困境的现实，尽可能地帮助危机者建立起建设性应对机制。

•·知识链接　◣·•

危机干预的具体措施

1. 保持与危机者密切接触　护士或家属尽可能地陪伴在危机者身旁，耐心地引导和倾听危机者叙述，了解危机发生的原因，同时防止意外的发生。

2. 及时地给予危机者心理支持　运用鼓励、安慰、暗示、保证的支持性心理治疗技术，尽快地消除极度的焦虑、紧张、抑郁等负性情绪。给危机者提供疏泄的机会，鼓励其将自己的内心情感表达出来。

3. 帮助危机者调动和利用社会支持系统　尽快地摸清危机者的各种社会关系，并及时地取得联系，通过他们给予危机者关心和帮助。如多与家人、亲友、同事接触和联系，可以减少危机者的孤独和心理隔离。

4. 帮助危机者正视自己的危机　帮助危机者客观地、现实地分析和判断应激性事件的性质和后果，使危机者理解目前的境遇、理解他人的情感，树立自信。及时纠正危机者的不正确地认知，特别是癌症和伤残病人。

5. 帮助危机者了解和建立积极的应对方式　帮助危机者了解可以采用的应对方式，以帮助他们回避应激情境。有些危机者常常采用消极的应对措施而导致危机的加重，因此，要对危机者使用的应对策略进行分析，引导他们用积极的应对方式取代无效的应对方式。

6. 帮助危机者建立新的社交天地　建立新的人际交往和人际关系则是危机干预的有效方式之一。鼓励危机者积极参加活动，扩大交往，在现实生活中体验被尊重、被理解、被支持的情感，并且可以获得新的信息或知识。

7. 提供医疗帮助　及时处理危机时出现的紧急情况，如晕厥、休克等。

第二节　心 身 疾 病

一、心身疾病概述

（一）心身疾病的概念

心身疾病（psychosomatic diseases）或称心理生理疾病（psychophysiological disea-ses），是介于躯体疾病与神经症之间的一类疾病，目前有广义和狭义两种概念。狭义的心身疾病是指发病、转归和防治等方面均与心理社会因素密切相关的躯体器质性疾病；广义的心身疾病是指心理社会因素在发病、发展过程中起重要作用的躯体器质性疾病和躯体功能性障碍。本书基本上采用这种广义的概念。

心身疾病是临床上常见的一种疾病，虽然症状表现为躯体疾病，但发病和病程演变都与心理因素密切相关。

（二）心身疾病的范围

世界各国对心身疾病的分类方法不同，因此所包括的疾病种类很不一致。Alexander最早提出七种经典的心身疾病是：溃疡病、溃疡性结肠炎、甲状腺功能亢进、局限性肠炎、类风湿性关节炎、原发性高血压及支气管哮喘。近年来范围有所扩大，几乎包括所有躯体疾病，如糖尿病、肥胖症，甚至癌症亦纳入心身疾病范畴内。现将目前比较公认的心身疾病按器官和学科进行分类。

1. 血管系统　冠心病、原发性高血压、心律不齐等。

2. 消化系统　胃和十二指肠溃疡、溃疡性结肠炎、胃痉挛、精神性（心因性）厌食、慢性胰腺炎等。

3. 呼吸系统　支气管哮喘、过度换气综合征等。

4. 内分泌系统　甲状腺功能亢进、肥胖症等。

5. 神经系统　紧张性头痛、偏头痛、痉挛性斜颈、自主神经障碍等。

6. 泌尿生殖系统　遗尿、阳痿、月经不调、经前紧张症、功能性子宫出血、不孕症等。

7. 皮肤科　荨麻疹、湿疹、过敏性皮炎、皮肤瘙痒症等。

8. 眼科　青光眼、弱视等。

9. 耳鼻喉科　梅尼埃病、口吃、咽部异物感等。

10. 口腔科　舌痛、口炎、口臭等。

（三）心身疾病的防治原则

按生物-心理-社会医学模式，人类的任何疾病都受到生物因素和心理社会因素的影响，心身疾病的防治原则应兼顾个体的心理、生理和社会三个方面。

1. 心身疾病的治疗原则

（1）心理干预目标：①消除心理社会刺激因素。通过心理支持、认知治疗、松弛训练或催眠疗法等，改变对事件的认识，减轻焦虑反应，缓解疾病的发作。这属于治标，但相对容易一些。②消除心理学病因。例如对冠心病危险因素进行综合行为的矫正，帮助其改变认知模式，改变生活环境以减少心理刺激，从根本上消除心理学因素。这属于治本，但不容易。③消除生物学症状。通过心理学技术直接改变病人的生物学过程，提高身体素质，促进疾病的康复。例如长期采用生物反馈疗法治疗高血压病人，能改善循环系统功能，降低血压。

（2）心、身同治原则：心身疾病应采取心、身相结合的治疗原则，但对于具体病例，则应各有侧重。

对于急性发病且躯体症状严重的病人，应以躯体对症治疗为主，辅以心理治疗。例如对于急性心肌梗死病人，综合的生物性救助措施是解决问题的关键，同时也应对那些有严重焦虑和恐惧反应的病人实施床前心理指导；又如对于过度换气综合征病人，在症状发作期必须及时给予对症处理，以阻断恶性循环，否则将会使症状进一步恶化，呼吸性碱中毒加重，出现头痛、恐惧甚至抽搐等。

对于以心理症状为主、躯体症状为次，或虽然以躯体症状为主但已呈慢性经过的心身疾病，则可在实施常规躯体治疗的同时，重点安排好心理治疗。例如更年期综合征和慢性消化性溃疡病人，除了给予适当的药物治疗外，还应重点作好心理和行为指导等各项工作。

2. 心身疾病的预防 心身疾病是多种心理、社会和生物学因素相互作用的产物。因此，心身疾病的预防不能只着眼于生物学因素，而应从更广泛的方面设计预防方案和具体措施，才能收到好的效果；心理社会因素大多需要相当长时间的作用才会引起心身疾病（也有例外），故心身疾病的心理学预防应从早做起。

•-知识链接

心身疾病的预防措施

对具有明显心理素质弱点的人，如有易暴怒、抑郁、孤僻及多疑倾向者应及早通过心理咨询培养健全的人格。对有明显行为问题者，如吸烟、酗酒、多食、缺少运动及 A 型行为特征等用心理行为技术予以指导纠正。对工作和生活环境存在明显应激源的人要提高对应激源的正确认识与评价，及时进行调整，减少和消除心理刺激。对出现情绪危机的正常人，应及时进行心理疏导。对某些具有心身疾病遗传倾向的病人（高血压家族史）或已经有心身疾病先兆征象（血压偏高）的病人，更应加强心理预防工作。

心身疾病的个体预防方面，维护心身健康应重视以下几个方面：培养健全人格；提高应对能力；积极应对策略；建立和谐人际关系，争取社会支持；学习应激管理技术；加强体育锻炼，增强体质。

心身疾病的社会预防方面，应大力开展个体不同年龄阶段与不同群体的心理健康教育活动，倡导健康文明、科学的生活方式，加强卫生宣传教育，提高人们的心身健康水平，预防心身疾病的发生。

二、常见的心身疾病

（一）原发性高血压

原发性高血压是临床上一组原因不明的高血压，多种因素可以导致血压持续升高。应激、应对、生活事件、情绪、生活方式等心理因素和高血压的发生、发展关系很密切，心理治疗对高血压病人的康复也起到了很重要的作用。

1. 心理社会因素　原发性高血压病人常常表现为长期的不良心理状态和不良情绪反应，容易紧张、激动、焦虑、抑郁、悲伤等，具有内向的人格特征，具有不良的生活方式和生活习惯（如吸烟、高盐饮食等）。这些因素均不同程度影响个体的认知评价，产生相应的生理变化，进而导致原发性高血压。

（1）人格特征：一般认为，容易激动、冲动性、求全责备、刻板主观、不善表达情绪、压抑情绪但又很难控制情绪者易患高血压病，这种人格特征可能与遗传有关。有些学者认为，具有这些人格特征者，遭遇慢性应激时，常压抑自己的情绪，但又难以控制情绪，导致长期的心理不平衡，伴随有机体自主神经功能紊乱，促使高血压的发生。A型行为类型者易发高血压。

（2）生活事件与心理应激：应激性生活事件与高血压有关，例如战争时前线士兵血压较高；失业者血压高，获得新的工作后血压下降；在预期要被解雇（最后未发生）期间血压也升高。与高血压有关的生活事件和心理应激有两个显著特征：第一是职业性特征。研究表明，从事注意力高度集中、精神紧张而体力活动较少以及对视觉、听觉形成慢性刺激的职业者，容易发生高血压病，如在高度紧张下工作的交通管制员高血压发病率比普通机场工作人员高五倍多，城市闹市区汽车司机的高血压发病率较高。第二是慢性应激事件较急性应激事件更易引起高血压病。研究发现，失业、离婚、长期生活不稳定或长期生活在噪声环境中高血压病发生率高。还有研究结果证明，应激时的情绪反应，尤其是焦虑、愤怒、恐惧容易引起血压升高，而沮丧或失望引起血压变化较轻；如愤怒发泄时，可致血中去甲肾上腺素浓度升高，但如强制压抑敌意或愤怒情绪时，血中去甲肾上腺素和肾上腺素浓度更为增高，因此压抑敌意或愤怒情绪的应对机制可能是高血压病发生的重要原因。个体发生心理应激时，开始只是血压阵发性升高，经过数月或数年的血压反复波动，最终形成高血压病。另外，持续的心理应激可加重高血压病情，影响治疗效果和预后。

（3）社会因素：研究表明，高血压发生率有随着工业化、都市化进程加快而呈现增加的趋势，显然这与工业化和都市化带来的经济与生活方式变化有关。战争、政治变革、社会动荡都可能使人群高血压病的发生率增高。

2. 心理治疗　原发性高血压发展缓慢，病程长。早期无器质性病变，注意休息，调整心态，纠正不良生活行为方式。世界卫生组织（WHO）主张通过建立健康行为、养成健康习惯预防高血压病；通过改变或纠正不良行为和习惯治疗高血压病。近年来，在原发性高血压的治疗方法上，主张在采用药物治疗的同时，积极配合认知疗法、自律训练、生物反馈疗法、气功、太极拳等心理治疗，在这方面的研究已经取得了经验和成果。例如临床采用行为疗法——生物反馈疗法进行治疗，可获得痊愈或控制病情发展，也可预防心、脑、肾等重要脏器发生病变。

（二）冠心病

冠心病是现代社会中危害人类健康最常见的心身疾病之一，冠心病的病因涉及众多因素，心理社会因素无疑是一个非常重要的高危因素。

1. 心理社会因素

（1）应激生活事件：急性应激与冠心病显著相关的最强有力的证据是，在配偶死亡后的前两年中，本病的死亡率显著增加。与冠心病有关的常见应激生活事件有夫妻关系不和睦、工作不顺心、事业受挫与失败、离婚及丧偶、社会经济地位下降等。长期心理冲突可引起强烈而持久的应激反应，易致大脑皮质功能失调、神经内分泌紊乱、血管收缩、血压升高、冠状动脉生理与结构变化，而愤怒、恐惧和激动等强烈情绪起着"扳机"的作用。应激还可以是心衰发作和加剧的预兆。

（2）A型行为：Friedman 提出著名的 A 型行为模式，也有人称为易患冠心病人格。A 型行为的核心特点是时间匆忙感与竞争敌意倾向。随后许多研究者进行了一些大样本的前瞻性研究，发现冠心病病人中 A 型者人数是 B 型者的 2 倍。有些学者认为 A 型者遇到应激事件时，容易紧张、激动、愤怒、攻击和对人有敌意，引起儿茶酚胺与促肾上腺皮质激素过量分泌，使血压波动，血液黏度增加，血小板黏附力和聚集性增加，血脂增高，加速血栓形成，导致冠状动脉供血不足。A 型行为类型与冠心病病情加剧也有关系，研究结果证实患冠心病的 A 型者继发心肌梗死的可能性约是非 A 型冠心病病人的 5 倍。

（3）生活方式：吸烟、饮酒过量、运动不足、高脂与高胆固醇饮食、肥胖等既是冠心病的易感因素，也是冠心病病情发展和治疗困难的重要因素。

2. 心理综合防治

（1）心理咨询：通过咨询帮助改变病人不良的习惯，使其学会调节与控制自己的情绪。

（2）生物反馈治疗：生物反馈治疗可通过松弛训练降低病人骨骼肌的紧张水平，消除病人的过度紧张和焦虑情绪，降低交感神经的张力，引起外周血管和冠脉扩张，从而降低血压，改善心肌缺血和抗心律失常的目的。

（3）运动治疗：适当的运动治疗（如练习气功、书画、听音乐等）可降低血液黏度，减少血小板聚集性，增加高密度脂蛋白，并可减轻病人 A 型行为的程度，逐步转变 A 型行为。

（三）消化性溃疡

人们很早就注意到消化性溃疡，特别是十二指肠溃疡与心理社会因素的作用密切。

1. 心理社会因素

（1）人格特征：人格特征与行为方式与本病的发生有一定关系，它既是病因又影响病情的转归。精神分析学说特别强调儿童早年个性发展在发病中的作用。他们认为婴儿期"饥饿-哭泣-喂乳-满足-睡眠-饥饿"的回路是婴儿"情绪紧张—发泄—满足"的一类表现。如果婴儿的口部需要较强而母亲未能给予满足，从而产生挫折，以后便可以产生包括吮指、咬指甲、咬铅笔、抽烟和喜嚼口香糖等方式的行为，以"补充"口部需要，而过强的未能满足的"口部需要"常导致溃疡病，但这一观点一直未能得到实验性研究结果证实。国外用艾森克人格问卷作严格配对研究表明：消化性溃疡的病人更多具有内向（E 分低）及神经质（N 分高）的特点，表现为孤僻、好静、遇事过分思虑、事无巨细苛求井井有条、情绪易波动、愤怒并常受压抑。国内肖水源、杨德森的研究也得出相同的结果。

（2）应激生活事件：生活事件与溃疡病的发生有密切关系，尤其是十二指肠溃疡。主要的生活事件因素有：①严重的精神创伤，特别在毫无思想准备的情况下遇到重大生活事件和社会的重大改变，如失业、丧偶、失子、离异、自然灾害和战争等；②长期的家庭不和、人际关系紧张、事业上不如意等导致持久的不良情绪反应；③长期的紧张刺激，如不良的工作环境、缺乏休息等。

（3）不良情绪反应：情绪改变可诱发溃疡病的发生，实验研究也证明了这一点。1941年，Wolff HG 报告对一位胃瘘病人的观察情况，发现该病人情绪激动、焦虑、发怒或呈攻击性情感（如怨恨、敌意）时，胃黏膜充血，胃蠕动增强，血管充盈，胃酸分泌持续升高，可使充血的黏膜发生糜烂；而当他情绪低落、悲伤忧虑、抑郁失望、自责沮丧时，胃黏膜就变得苍白，蠕动减少，胃酸分泌不足；而在情绪愉快时，血管充盈增加，胃液分泌正常，胃壁运动也会有所增强。

2. 心理治疗　消化性溃疡在使用抑酸剂、抗胃蛋白酶剂、自主神经阻断剂等药物治疗的同时，进行切实有效的心理治疗是至关重要的。心理治疗包括行为方式的调整和不良情绪的消除。情绪不安定的病人给予地西泮片剂，有抑郁倾向者给予抗抑郁剂。同时改变不良的生活方式，坚持劳逸结合，养成良好的有规律的饮食习惯。

（四）支气管哮喘

支气管哮喘是一种变态反应性疾病，心理因素可以诱发和加重哮喘发作。

1. 心理社会因素　支气管的病因可以是外源性过敏源和内源性感染等，通常是混合性的。心理因素在支气管哮喘发病上起作用的报告很多，但报告结果不一致，一般认为是复合因素之一。因单纯的心理因素发生支气管哮喘极为少见，而诱发因素发病的病例比较多见。与支气管哮喘发生有关的心理因素有：

（1）情绪因素：多数病人是在具有明显的过敏或感染基础上，当发生强烈的情绪或其他精神刺激时引起发作。研究表明，有 5％～20％ 的病人发病与情绪有关。

（2）人格特征：支气管哮喘病人往往有过度依赖性、敏感性和被动性，以及一些人有神经质的人格特点。

（3）早期习得经验：典型的支气管哮喘是条件化的。一个因为过敏或其他因素引起的哮喘症状而受到他人的特别关注（如儿童受到父母的过分照顾）的人，可能会发展成为典型的哮喘发作。

2. 心理治疗　支气管哮喘的治疗应根据不同病因、病情和病程采用不同的治疗方法。对于过敏和感染的病例重点在于药物治疗，对于那些由于心理因素发病为主的病例和反复发作伴有焦虑、恐惧情绪的病例，应配合心理治疗和行为治疗。应用行为治疗有三个明确目的：①或多或少地改变肺功能；②改变不利的情绪；③改善与哮喘有关的行为和家庭模式。当病人在发作状态时，也应给予支气管扩张剂、抗组胺等药物治疗，但应更加注意研究应用暗示和放松训练的治疗技术。

（五）糖尿病

糖尿病多见于中老年，是一种典型的内分泌系统心身疾病。

1. 心理社会因素在糖尿病发病中的作用　长期过度的紧张、焦虑、抑郁等因素可产生一定的情绪反应，破坏机体防御能力，导致胰岛功能减退，胰岛素分泌不足。

（1）生活事件：Stein 等对 38 名青少年糖尿病病人与 38 名患其他慢性疾病的病人进行对照研究，结果发现糖尿病组经历双亲去世和严重的家庭破裂的生活事件者远较对照组多，且 77％ 发生在糖尿病发病前。还有一些研究也发现 1 型糖尿病的发生率与父母离异、丧失亲人、离婚、生活贫困、失业、政治上受歧视、生活上动荡不安等生活事件有关。

（2）应激情绪：应激情绪可以使正常人显示糖尿病的某些症状，消除应激后很快恢复正常，而糖尿病病人的应激情绪可使病人的血糖水平显著增高，应激强度与血糖升高呈正相关。其他的研究也证实，安定的情绪常常可使病情缓解，而长期过度的紧张、焦虑、抑郁等情绪常常破坏机体防御能力，导致胰岛功能减退，胰岛素分泌不足，病情加剧或恶化。

（3）其他因素：生活事件对疾病的影响往往是间接的作用。生活事件是否对疾病产生影响以及影响的程度，往往受个体的认知评估和人格等中介因素的制约。大多数糖尿病病人性格不成熟、具有被动依赖性、做事优柔寡断、缺乏自信、常有不安全感，这些人格特点被称作"糖尿病人格"。这些人格特点不仅见于糖尿病病人，也见于其他慢性病病人。

2. 心理治疗 积极有效的心理治疗对糖尿病病人是十分必要的。在治疗中应当特别关注以下几个方面：①改善病人的情绪反应，提高他们对糖尿病的正确认识，直面疾病。②通过心理支持等方法，尽力改变病人对疾病的悲观主义认识与评价，增强病人战胜疾病的信心。根据病程，指导病人适当地采取"否认机制"，以便赢得必要的时间以顺应和接受残酷的事实。③生物反馈技术有助于消除病人的紧张情绪。大多数研究报道，糖尿病病人通过生物反馈训练后血糖水平明显下降，糖耐量明显改善，外周血流量增加，微循环得到改善。

（六）恶性肿瘤

恶性肿瘤是一种严重危害人民生命健康的常见病、多发病。在我国的发病率和死亡率均有逐年升高的趋势。世界卫生组织已将癌症划分为生活方式疾病，即不良的生活方式如高脂、高糖饮食，烟酒，缺乏运动，应激等均使人易患癌症。

1. 心理社会因素

（1）生活事件与心理应激：流行病研究指出：生活事件引起的慢性心理压力和高度的情绪应激与恶性肿瘤的发病率增高有一定的关系。如家庭不幸、工作和学习过度紧张、人际关系不协调等生活事件，在胃癌和乳腺癌的发生中起重要作用。在我国大庆市对胃癌的调查中，发现胃癌病人在被确诊前的 8 年内，有 76％的人报告遇到过生活事件；在被确诊前的 3 年内，有 62％的人报告遇到过生活事件。在北京市对胃癌和乳腺癌的调查中，也发现了癌症病人在被确诊前的 3 年内遇到过的生活事件远比健康人多，有非常显著的差异。而在各类生活事件中，以人际关系、意外事件和幼年时期的经历较为突出。

（2）人格特征：癌症与人格特征的关系在古代已有记述。中国医书《外科正宗》里就有：乳癌是由于"忧思郁结，精想在心，所愿不遂，肝脾进气，以致经络阻塞，结聚成结"。最早对癌的英文定义就是："癌是肿大或疼痛，来源于忧郁，静脉变成黑色，像龙虾爪似的分布。"说明前人已经凭着行医经验总结出了抑郁和癌症的密切关系。

肿瘤病人多为沉默寡言，且长期处于孤独、矛盾、失望、压抑的情境下，特别表现为焦虑、抑郁。目前的很多研究认为癌症病人存在着易感性行为特征，称之为 C 型行为特征（A 型是冠心病易感性行为特征，B 型是与 A 型相反，接下来就应该是 C 型，另外 C 也是癌症的英文 cancer 的第一个字母）。英国学者 Greer 等人首先报道了癌症病人有某些人格特征，这些特征使人易患癌症。这一设想很快得到了美国学者 Temoshok 和德国学者 Baltrush 的支持，并进一步提出了癌症易感行为特征——"C 型行为模式"的概念（TCBP），主要表现为：与别人过分合作；原谅一些不该原谅的行为；生活和工作中没有主意和目标，不确定性多；对别人过分耐心；尽量回避各种冲突；不表现负性情绪，特别是愤怒；屈从于权威等。

目前国内外对人格特征与癌症关系的研究结果一般都认为，癌症病人具有惯于自我克制、情绪压抑且内敛、倾向于心理反应的防御状态等特征。因此认为，那些有心理上的矛盾冲突和不安全感而又饱经悲观、绝望和情绪低沉所折磨的人，是最容易患癌症的。

2. 心理治疗 由于癌症在形成的过程中，心理因素起着明显的作用；而在癌症发生以后，病人又经历着非常复杂的心理变化，内心常陷入严重而又难以摆脱的矛盾冲突之中，情绪则处于十分波动的不稳定状态。恐惧、焦虑、抑郁、怨恨、自怜、悲观和绝望等情绪可能占据着病人的整个情绪。这对于癌症病人如何更好地配合医生治疗疾病，与凶恶的病魔进行抗争是非常不利的。因此，通过必要的和有效的心理治疗，帮助病人稳定情绪状态，减少或消除各种负性情绪的干扰，解除内心的矛盾冲突，使失去平衡的心理状态重新恢复平衡；并使病人的情绪由悲观、消极、被动变为积极、主动和乐观的状态，这对癌症病人来说是极为重要的事情。

（1）自我心智重建：恶性肿瘤病人在康复过程中，必须强化生存意识，加强信心与期望、消除紧张压力，以保持积极的情绪状态，促进肿瘤康复。应坚持下列信念：①相信肿瘤是一种疾病，是可以攻克的；②相信体内的免疫机制是恶性肿瘤的"克星"，能将其杀伤、消灭和消除；③深信抗癌治疗的巨大作用。

（2）给予心理支持：医务人员与病人家属要对肿瘤病人表示充分的理解、同情和关怀，对其心理状况进行细致的了解、分析和有针对性的个别启发教育、疏导，给予心理支持。

（3）自我放松训练：放松训练是通过一定手段的自行活动，使病人消除对恶性肿瘤的心理紧张压力，消除疑虑、恐惧等负性情绪影响，调动机体抵抗力，促进肿瘤的逆转和康复。它包括冥想法、气功、催眠法、生物反馈治疗等。

（刘　旬）

思考题

1. 什么是心理应激？应激过程包括哪几个部分？
2. 说明心理应激对健康的影响。
3. 何谓应对与危机干预？
4. 心身疾病如何防治？

第五章 护理中常用的心理评估技术

·学习目标

1. 掌握心理评估的概念及常用方法、心理测验的分类、选择和实施心理测验应遵循的一般原则、标准化心理测验的基本特征。

2. 熟悉心理测验的定义及解析，常用智力测验、人格测验和评定量表的形式。

3. 了解韦氏智力量表的主要内容及功能，EPQ、16PF 和 MMPI-2 的简要内容，SCL-90 的统计指标。

心理评估是了解病人心理状况、实施心理护理的基础。通过心理评估，护士可以收集病人的心理资料，对病人的认知、情绪、行为和人格做出客观的评价。护理中常用的心理评估技术主要有观察法、访谈法和心理测验法。在护理实践中，常根据需要选择不同的方法。

第一节 心理评估概述

一、心理评估的概念

心理评估（psychological assessment）是依据心理学的理论和方法对个体的某一心理现象作全面系统和深入的客观描述的过程。心理评估在心理学、医学、教育、人力资源、军事司法等领域有广泛的应用，当心理评估为临床医学目的所用时，便称为临床心理评估（clinical psychological assessment）。在我国，临床心理评估主要应用于心理或医学诊断、心理障碍防治措施的制定、疗效的判断等方面。

二、心理评估在护理工作中的作用

随着心理评估技术的不断提高，心理评估的作用越来越大。在护理领域主要有以下几方面的作用：

（一）筛选干预对象

1. 甄别重度心理危机 首先，在临床护理工作中，护理人员可对病人进行便捷、快速的可操作性评估，如从癌症病人中迅速甄别出有自杀意念者，及时采取相应干预对策，在最短时间内化解病人的心理危机，避免悲剧的发生。此外，临床心理评估还强调针对病人的心理活动实施全程、动态的评估。初次评估时病人虽未发生心理危机，但随着疾病的进展或遭遇各种社会生活事件，病人随时可能发生心理危机，因此还需要对病人的心理状态实施动态监测。

2. 区分心理干预等级　在确定相应心理评估标准的基础上，根据病人心理反应的程度区分临床心理干预等级，可减少临床实施心理护理的盲目性，提高心理护理质量。

（二）提供干预依据

临床心理评估不仅需要把握病人的心理状态，更需要深入分析病人心理反应的影响因素，不同病人相似不良情绪表现的影响因素各不相同，且涉及范围很广，护理人员提供的应对策略也完全不同。

（三）评估干预效果

实施心理干预后，病人的心理危机是否得到化解，一定会在病人的行为或情绪表现上有所反映。如果所采取的干预策略效果明显，病人的负性情绪反应强度便会显著降低，病人将暂时脱离心理护理的重点关注人群。如果所制定的干预对策针对性不强或力度不够，病人的负性情绪反应将会持续存在，很可能对其心身健康构成更严重的威胁，这就需要继续将其列为心理护理的重点关注对象，并重新为其制定行之有效的心理干预对策。

三、护士实施心理评估的原则和注意事项

（一）临床心理评估的实施原则

1. 综合评估原则　临床心理评估的方法各有其长处和不足，可酌情同时或交替使用2～3种评估方法，综合多渠道所获信息，这样才能比较准确地评估病人的心理状态，识别病人的心理危机及其影响因素。

2. 动态实时原则　病人的心理活动除随疾病变化而波动，还可受诊疗手段、医院环境、自身人格特征等影响，任何阶段都有发生心理失衡或危机的可能，故临床心理评估必须贯彻"动态、实时"的原则。

3. 循序渐进原则　一般可先确定病人是否存在威胁心身健康的负性情绪，若某病人的心理评估结果提示其伴有严重的抑郁或焦虑，则要进一步评估该病人发生不良心理反应的原因。若某病人经初步心理评估显示其可有效应对疾病而无明显负性情绪反应，便无须再进一步评估。此外，遵循循序渐进的原则，还可减少心理评估的盲目性，不给评估者和病人增加过多的负担。

（二）临床心理评估的注意事项

1. 赢得病人认同　心理评估若得不到病人的充分认同，其结果便会大打折扣。评估人员应尽其所能让病人了解评估的积极意义，避免病人对评估产生误解，这样才能保证评估结果真实、可靠。

2. 保护病人隐私　无论以哪种方法实施评估，都可能涉及病人的个人隐私。评估人员必须严格遵守心理评估的职业道德，妥善保管病人的个人资料。

3. 尊重病人权益　临床心理评估同样需要病人的知情同意并出于自愿，决不能违背病人的意愿。如病人不予合作，可先用观察法观察病人的表情动作，分析其情绪状态，发现异常及时予以干预。

第二节 心理评估的常用方法

一、观 察 法

（一）观察法的概念与分类

观察法（概念见第一章绪论）是护理心理学的重要研究方法之一，也是临床心理评估的常用方法。观察法有很多种，在护理心理学领域，观察法可以从不同的角度进行分类。

1. 根据时间长短分为长期观察和定期观察　长期观察是在一个较长的时间内做系统的追踪观察，适用于某些特殊的病例；定期观察是在一定的时期内进行观察，适用于某些诊断性治疗。

2. 根据形式不同可分为住院观察和门诊观察　因病人住院便于详细地观察和搜集更多的直接材料，因此，住院观察可在较短时间内全面了解、掌握病人的心理行为变化，做出符合实际的评定；门诊观察时间较短，只能做出大概的判断。

3. 根据内容不同可分为一般观察和重点观察　一般观察只对病人某一段时间的心理行为做一些概括的了解；重点观察是把某些病人作为重点观察对象，对其整个心理行为表现作全面的观察了解。重点观察项目较多，需要时间长，因而评定比较具体、准确。

（二）观察法的设计

为了保证观察结果的科学性和客观性，在设计一个观察方案时，应该考虑以下几个方面的内容：

1. 目标行为　观察的目标行为是与评估目的密切相联系的行为特征。因心理评估目的、采用观察方法的不同以及在观察的不同阶段可能有所不同，但是观察的目标行为必须十分清楚。此外，对每种准备进行观察的目标行为都应该给予明确的操作性定义，以便能够准确地观察和记录。例如"咬指甲"可以定义为"在任何时候把手指放在嘴里并把牙齿咬合在指甲上、表皮上或指甲周围的皮肤上"；把"不遵医行为"定义为"不经医生同意擅自停药、减少药量、不按时服药或拒绝检查和治疗的行为"。

2. 观察者　对目标行为进行定义后，还要确认由谁来观察和记录目标行为。一般来说，观察者可以是受过专业训练的护理人员、心理学家或者与被观察者有固定联系的人如家属，确保观察者能直接观察到目标行为的发生或通过录像观察。在一些情况下，可以由被观察者观察记录自己的目标行为，也叫做自我监控，如自我监控血压、尿糖、每日吸烟量等。

3. 观察时间　首先要选择观察的时间段，即选择一个具体时间段对目标行为进行观察记录。自我监控可以不受时间段的限制。观察持续时间一般每次 10～30 分钟。

4. 观察地点　对行为特征进行观察可以在完全自然的环境下进行，如实际工作、学习、生活环境或诊疗环境，叫做自然观察；也可以在人为的情境下进行，如实验室、游戏室，叫做控制观察。同一个被观察者在不同的情境下所表现的行为可能不同，因此评价观察结果时，还应考虑影响行为差异的原因和性质。

5. 资料记录

（1）叙述性记录：采用速记法在观察现场作连续记录。可采用笔记、录音、录像或联合使用，也可以按照观察时间顺序编一个简单记录表。这种方法不仅记录观察到的行为，有时还要进行推理判断。

（2）事件记录：又称事件样本，是对某一个观察阶段的目标行为发生频率的记录，多在条件控制较好的观察和实验研究中应用。

（3）特殊事件记录：在观察过程中，特别是在自然条件下进行观察时，经常会有一些特殊事件的产生，在不同程度上干扰观察目标行为的发生、发展或进程，此时观察者应当记录这些特殊事件的情况以及对目标行为所产生的影响，例如在诊疗过程中病人遭遇的特殊事件以及对心理活动的影响。

（三）观察法的特点

观察法作为一种最基本的心理评估方法，贯穿于整个评估过程，并在评估中起着十分重要的作用，具有其他方法无法替代的作用，同时也有其局限性。

1. 优点 主要有：①通过观察可以直接获得资料，不需要其他中间环节，因此观察的资料比较真实；②能够在比较自然的情况下获得被观察者在生活或特殊环境（如医院）中的行为方式概况；③观察具有即时性的优点，可以捕捉到正在发生的现象；④对婴幼儿和某些特殊的人群（如发育迟缓儿童、聋哑人和语言障碍者等），访谈法和心理测验均很难应用，行为观察就有独到的作用。

2. 缺点 主要有：①某些在自然状态下发生的现象，可能只出现一次，无法重复观察；②观察结果会受到观察者主观意识的影响；③不能直接观察到事物的本质和人们内部的心理活动；④观察法不适用于大面积评估，更适合对个体的评估。

二、访 谈 法

（一）访谈法的概念与分类

访谈法是临床工作者与病人之间所进行的一种有目的的交谈，通过交谈，可以了解病人心理异常的症状及其性质和原因，为临床心理护理和心理干预提供依据，是心理评估搜集资料的一种重要技术。

1. 结构式访谈 分两种形式：一种是访谈者按事先拟好的访问大纲对所有被访者进行相同的询问，然后将被访者的回答填到事先制好的表格中；另一种是将问题与可能的答案印在问卷上，由被访问者自由选择答案。

2. 非结构式访谈 又称自由式访谈，访谈的内容和过程比较灵活，不拘泥于固定的问题格式或顺序，容易掌握病人真实的心理体验。但这种方法需要时间较长，容易在访谈中顾此失彼。

3. 半结构式访谈 这种方法只是将要问的有关问题交给被访者，但无一定的问题顺序，这种方法访谈时比较方便，被访者易于合作。

（二）访谈技巧与策略

1. 建立良好的关系 访谈的目标是创造一个温暖和可接受的氛围，使被访者感到进行开放式的交谈是安全和被人理解的，而不担心受到批评或"审判"。访谈的成功很大程度上取决于访谈者与被访者之间建立的良好关系。

2. 提问 恰当的提问才能获得准确的信息。访谈者在提问时，要使用被访者易于理解的语言，表述要清晰准确、简洁易懂，谈话要遵循共同的标准程序，避免仅凭主观印象下结论。提问的方式主要有开放式提问和封闭式提问。

（1）开放式提问：是一种没有固定答案的提问方式，通常使用"什么、为什么、怎么样、能不能、愿不愿意"这样的句式。例如：你得病后都作了哪些努力（检查治疗）？你是怎么样看待你这次生病的？你为什么不喜欢作这方面的检查？能不能告诉我你为什么害怕输液？

（2）封闭式提问：答案是固定的选择，通常用"是或否"来回答。例如：你失眠吗？你头疼吗？你最近心情好吗？

开放式提问由于没有限定回答的内容和方向，因此，可以获得病人更全面的信息，在访谈法中较常用，但如果控制不当，可能会使访谈过程变得过于松散。封闭式提问回答简单，可以节约时间，但由于限制了病人的回答内容，可能会漏掉很多重要信息。每种访谈法各有优缺点，在具体操作时应灵活应用。

3. 倾听 一名优秀的访问者不仅要注意被访者说了"什么"，而且还要通过语调、表情和姿势注意到他们"如何"说，以此觉察尚未暴露的信息。因此，访问者要时刻反省自己的需要、价值和标准对访谈及被访者印象形成的影响，并不断调整自己，使其与访谈过程相融洽。

一个有效的倾听，应该能够向病人传达这样的信息——兴趣、理解、接纳，这是访谈成功的关键。倾听的要点包括：

（1）耐心：要让病人把话讲完，而不是急于下结论。

（2）专注：通过目光、表情、距离、身体姿势等表现出护理人员对护患交流的专注，例如适时地微笑、适度的角度、身体稍微前倾、目光注视等。

（3）回应：适当地点头、对病人的讲话内容和所表达的情感予以反馈，使病人感受到护理人员的理解。

（4）不作道德或正确性的评判：不对病人所谈的内容作是非评价，让病人感受到自己是被接纳的。

4. 追问 访谈者就被访者交谈中出现的某些概念、事实、观点、疑问等进一步询问，以达到深入了解问题的目的。

5. 记录 访谈一般不做笔记，可记录关键要点，如有影响便立即停止记录。如果被访者声明不许记录，应尊重其意愿。有时为了教学和研究目的，需要对访谈进行全程录像和录音，一定要事先征得被访者的同意。

6. 访谈结果的整理与分析 首先要注意收集到的资料是否符合事先的规定和要求，有无遗漏项目。其次应注意收集到的资料是否能说明问题、有无答非所问的现象，对于这一类资料若不能补救，则应在整理资料的过程中将其剔除。剔除后是否会造成取样偏差、对数字资料的应用是否符合要求等，都需要进行耐心细致的核实审查，然后再对审核过的资料进行分析处理。

（三）访谈法的特点

1. 优点 主要有：①访谈具有较好的灵活性。首先，它是访谈者和被访者之间的直接接触和相互作用，在访谈过程中可以及时解释或者提示、澄清问题，提高回答的有效性。其次，访谈者可以根据具体情况调整问题的多少，决定时间的长短。②由于访谈是口头语言形式，对于那些不适用书面语言的对象来说，更为恰当和容易被接受。

2. 缺点 主要有：①对访谈者的要求较高，访谈结果的准确性、可靠性常受到访谈者素质的影响；②访谈问题较复杂时，其结果不易量化；③访谈的内容，除非进行录音，很难完整地记录下来；④费时费力，而且对环境要求也较高，因此在大面积调查中这种方法容易受到限制。

三、心 理 测 验

（一）心理测验的概念

从心理测量学的意义上来讲，心理测验是指在标准情境下对个体的行为样本进行客观分析和描述的一类方法。

1. 行为样本　一般情况下，人的心理活动都是通过行为表现出来的，心理测验就是通过测量人的这些行为表现来间接地反映心理活动规律和特征。但是，任何一种心理测验都不可能也没必要测查反映某项心理功能的全部行为，而只是测查其部分有代表性的行为，即取部分代表全体。

2. 标准情境　从测验情境来看，要求对所有的被试者均用同样的刺激方法来引起他们的反应，也就是测验的实施条件、程序、计分方法和判断结果标准均要统一；从被试者的心理状态来看，要求被试者处于最能表现所要测查的心理活动的最佳时期。

3. 结果描述　心理测验结果描述方法很多，通常分为数量化和划分范畴两类。如以智力商数（IQ）为单位对智力水平进行数量化描述；有些心理现象不便数量化，就用划分范畴，如正常、可疑或异常等范畴。一般来说，可以数量化的结果也可以划分范畴，如智力水平高低也可以根据 IQ 值划分为正常、超常和缺损等。心理测验的各种特殊数量或范畴名称均有一定的含义，成为解释测量结果专用的心理测量学术语。

4. 心理测验工具　一种心理测验就是一套工具或器材，这套工具包括测验材料和指导手册。测验材料就是测验的内容，也叫刺激物，通过被试者对其作出的反应来测量他们的心理活动和特征；指导手册则对如何给予这些刺激，如何记录被试者的反应，如何量化和描述这些反应给予详细的指导，同时还包括了有关该测验的目的、性质和信度、效度等测验学资料。

（二）心理测验的分类

据统计，已经出版的心理测验多达 5000 余种，其中很多种已少有人继续使用。在临床工作中，目前常用的心理测验不过百余种，通常按其目的和功能可以分为能力测验、人格测验、神经心理测验、临床评定量表和职业咨询测验等。

1. 能力测验　这是心理测验中的一大类别，包括智力测验、心理发展量表、适应行为量表及特殊能力测验等。

2. 人格测验　人格测验也是心理测验中的一大门类，有的用于测查一般人群的人格特征，如卡特尔 16 种人格因素问卷、艾森克人格问卷等；有的用于测验个体的病理性人格特点，如明尼苏达多相人格调查表等。

3. 神经心理测验　用于评估脑神经功能（主要是高级神经功能）状态的测验，既可用于评估正常人脑神经功能、脑与行为的关系，也可用于评定病人特别是脑损伤病人的神经功能。

4. 临床评定量表　这类测验种类和数目繁多，最早始于精神科临床，用于精神病病人症状的定量评估，以后逐步推广到其他各科临床，用于症状程度、疗效评估等方面，也有护理用评定量表。

5. 职业咨询测验　常用的有职业兴趣问卷、性向测验和特殊能力测验等，人格测验和智力测验也常与这些测验联合使用，使评估结果更为全面。

（三）标准化心理测验的基本特征

1. 常模 所谓常模是指测验取样的平均值，即正常的或平均的成绩，是可以比较的标准，某个人在某项测验的结果只有与这一标准比较，才能确定测验结果的实际意义。

常模的形式有多种，通用的常模形式主要有以下几种：均数、标准分、百分位、划界分、比率（或商数）等。

2. 信度 信度是指一个测验工具在对同一对象的几次测量中所得结果的一致程度，它反映测验工具的可靠性和稳定性。在相同情况下，同一受试者在几次测量中所得结果变化不大，便说明该测量工具性能稳定，信度高。

3. 效度 效度是指一个测验工具能够测量出其所要测内容的真实程度，它反映测验工具的有效性、正确性。要对一个人的心理品质进行测量，首先要选用具有效度的工具。

信度和效度是测量工具好坏的两项最基本的标志。信度、效度很低或只有高信度而无效度的测验都会使测量结果严重失真，不能反映所测内容的本来面目。因此，每个心理测验工具编制出来后都要进行信度和效度检验，只有这两项指标都达到一定标准后才能使用。

（四）使用心理测验应该注意的问题

1. 心理测验的选择 心理测验的种类很多，临床工作者如何选用测验是很重要的，一般应遵循以下原则：

（1）根据临床或科研工作的不同目的，如心理诊断、协助疾病诊断、疗效比较、预后评价、心理能力鉴定等来选择测验种类，或组合多种测验来满足不同的要求。

（2）选择常模样本能代表被试条件的测验，如被试的年龄、教育程度、心理特点、居住区域等必须符合该测验常模样本的要求。

（3）优先选用标准化程度高的测验及有结构的测验。

（4）选用从国外引进的测验时，应尽可能选择经过我国修订和再标准化的测验。

（5）主试应选用自己熟悉和具有使用经验的测验。

2. 测验必须由专业人员进行 心理测验工作者必须经过正规的心理学理论学习和心理测验的专业训练，并且要经过一定时期的测验实践才能成为一个具体测验的主持者。

3. 测验的保密原则 心理测验应遵守的保密原则主要有两个方面：

（1）对测验材料的保密：测验材料必须由专业人员保管和使用，不可以向社会泄露，也不可以随意让不够资格的人员使用，以免使测验失去控制，造成滥用。

（2）对测验结果的保密：测验结果和解释只能透露给必须告知的极少数人，而且不一定告知具体得分，测验结果也不得随便查阅。任何有意无意地扩散此类信息的行为，都将可能对被试产生不良影响。

4. 正确看待心理测验的结果 由于心理测验的理论和技术都处在发展之中，对它的评价不可过于绝对化。对测验结果的过分怀疑，拒绝承认或过分依赖、绝对信任，都是有失偏颇的态度。以一次测量就给被试下结论，是尤其不可取的。心理测验的结果只是一个参考，在结果评价时应结合被试的生活经历、家庭、社会环境以及通过访谈法、观察法所获得的各种资料全面考虑。

（五）心理测验的特点

1. 优点 主要有：①心理测验是一种量化程度很高的测量技术，可以在较短的时间内搜集到大量的定量化资料，是心理学研究的一个重要方法和决策辅助工具；②心理测验的编制十分严谨，并经过标准化和鉴定，因此较之观察法、访谈法等其他方法更准确、更客观。

2. 缺点 主要有：①心理测验是对人的心理特质的间接测量与取样推论，不可能完全准确；②测验过程中一些无关因素的干扰很难完全排除，会影响到测验结果的稳定性和准确性；③测验分数不是一个确切点，而是一个范围，一个最佳估计。

第三节　护理中常用的心理测验

一、智 力 测 验

（一）智力测验的相关概念

智力测验（intelligence test）是评估个人一般能力的方法，它是根据有关智力概念和智力理论经标准化过程编制而成。智力测验在临床上用途很广，不仅在研究智力水平时，而且在研究其他病理情况（如神经心理）时都是不可缺少的工具。

智商（intelligence quotient，IQ）是智力测验结果的量化单位，是衡量个体智力发展水平的一种指标。

1. 比率智商（ratio IQ） 最初由 Terman 提出，计算方法为：$IQ = MA/CA \times 100$。其中 MA 为智龄（mental age），指智力所达到的年龄水平，即在智力测验上取得的成绩；CA 为实龄（chronological age），指测验时的实际年龄；设定 MA 与 CA 相等时为 100。例如，某儿童智力测验的 MA 为 9，CA 为 10，IQ 为 90，说明该儿童比同龄儿童平均能力低。如果某儿童智力测验的 MA 为 10，CA 为 8，则他的 IQ 为 125，说明该儿童比同龄儿童的平均能力高。

比率智商有一定的局限性，它是建立在智力水平与年龄成正比的基础上，实际上，智力发展到一定年龄后会稳定在一定的水平，以后智力会随着年龄的增加而逐渐下降。因此，比率智商使用的最高年龄限制在 15 岁或 16 岁。

2. 离差智商（deviation IQ） 为了解决比率智商存在的问题，Wechsler 提出了离差智商，它是用统计学的标准分概念来计算智商，表示被试的成绩偏离同龄组平均成绩的距离（以标准差为单位），每个年龄组 IQ 均值为 100，标准差为 15。计算公式为 $IQ = 100 + 15(X - M)/SD$。其中 M 为样本成绩的均数，X 为被试的成绩，SD 为样本成绩的标准差。离差智商实际上不是一个商数，当被试的 IQ 为 100 时，表示他的智力水平恰好处于平均位置。如 IQ 为 115，则高于平均智力一个标准差，为中上智力水平；IQ 是 85，则表示低于平均智力一个标准差，为中下智力水平。离差智商克服了比率智商计算受年龄限制的缺点，已成为通用的智商计算方法。

•**知识链接**

成 功 智 力

心理学研究表明，学业成就的高低并不百分之百地决定着一个人是否成功，这涉及了成功智力的问题。成功智力是一种用于达到人生中主要目标的智力，是在现实生活中真正能产生举足轻重影响的智力。因此，成功智力与传统智力测验中所测量和体

• 知识链接 •

现的学业智力有本质的区别。斯滕伯格将学业智力称之为"惰性化智力"，它只能对学生在学业上的成绩和分数做出部分预测，而与现实生活中的成败较少发生联系。斯滕伯格认为智力是可以发展的，特别是成功智力。在现实生活中真正起作用的不是凝固不变的智力，而是可以不断修正和发展的成功智力。

成功智力包括分析性智力、创造性智力和实践性智力三个方面。分析性智力涉及解决问题和判断思维成果的质量，强调比较、判断、评估等分析思维能力；创造性智力涉及发现、创造、想象和假设等创造思维的能力；实践性智力涉及解决实际生活中问题的能力，包括使用、运用及应用知识的能力。

成功智力是一个有机整体，用分析性智力发现好的解决办法，用创造性智力找对问题，用实践性智力来解决实际问题。只有这三个方面协调、平衡时才最为有效。

（二）韦克斯勒智力测验

韦氏智力量表是美国心理学家大卫·韦克斯勒（Wechsler D）编制的一系列用于不同年龄人群的智力量表，目前使用比较广泛的包括：用于 16 岁以上人群的韦氏成人智力量表（WAIS）及其修订本（WAIS-R）；用于 6～16 岁学龄儿童的智力量表（WISC-R）及其修订本（WISC-R 和 WISC-Ⅲ）；用于 3～6 岁半学龄前儿童的智力量表（WPPSI）及其修订本（WPPSI-R）。

韦氏智力量表包含言语和操作 2 个分量表，每个分量表又包含了 5～6 个分测验，每个分测验集中测量一种智力功能。这些分测验又分两大类：①言语测验，组成言语量表（VS），根据这个量表结果计算出来的智商称为言语智商（VIQ）；②操作测验，组成操作量表（PS），根据它们的结果计算出操作智商（PIQ）。两个量表合称全量表（FS），其智商称为全智商（FIQ），以 FIQ 代表受试者的总智力水平。韦氏智力量表采用离差智商的计算方法。

从 1981 年开始，我国的心理学工作者就开始引进韦克斯勒智力量表，并根据我国的国情和文化背景的特点在许多分测验的条目内容上进行了修改，基于不同修订者的理解差异，有的修改范围较小，有的修改较大，甚至替换了部分分测验，并且都在我国进行了标准化，制定了适合我国不同年龄人群的常模（标准值）。它们分别是中国修订韦氏成人智力量表（WAIS-RC）、韦氏儿童智力量表中国修订本（WISC-CR）、中国修订韦氏儿童智力量表（C-WISC）、中国韦氏幼儿智力量表（C-WPPSI）。

二、人 格 测 验

评估人格的技术和方法很多，包括观察法、晤谈、行为评定量表、问卷法和投射测验等。问卷法是最常用的人格测验方法。

（一）明尼苏达多相人格调查表

明尼苏达多相人格调查表（Minnesota multiphasic personality inventory，MMPI），在 20 世纪 40 年代初由 Halthaway 和 McKingley 制定。现在，许多国家和地区把它译成本国文字应用于人类学、心理学及临床医学工作中。1989 年，Butcher 等完成了 MMPI 的修订工作，称 MMPI-2。我国宋维真等完成了 MMPI 的修订工作，并已制定了全国常模，MMPI-2 近年也已引入我国。

MMPI 适用于 16 岁以上至少有 6 年以上教育年限者，MMPI-2 提供了成人和青少年常模，可用于 13 岁以上青少年和成人。既可个别施测，也可团体测查。

MMPI 包含 550 个题目，临床中常用其中的 399 个题目。测验分 14 个分量表，其中 4 个是效度量表（包括疑问、掩饰、诈病、校正）、10 个临床量表（包括疑病、抑郁、癔症、病态性偏离、性向、偏执、精神衰弱、精神分裂、轻躁狂、社会内向）。MMPI 在临床中的作用主要是协助医生对病人的精神状况作出诊断并确定病情的轻重，对于疗效判定及病情预后也有一定参考价值。在实际应用时所测得的资料不限于精神病学领域，也可用于心理卫生评估及人员鉴别以及人格特征的研究等。该量表的优点是较为客观和系统，不足之处是对诊断的鉴别力较差，还受教育及社会文化背景的限制。

（二）卡特尔 16 种人格因素问卷

卡特尔 16 种人格因素问卷（16 personality factors questionnaire，16PF）是美国伊利诺州立大学人格及能力研究所卡特尔（Cattell）教授于 1949 年根据自己的人格特质理论，运用因素分析统计方法编制而成的。他通过因素分析法得出 16 种人格因素，含 180 多个题目，量表包含乐群、聪慧、稳定、恃强、兴奋、有恒、敢为、敏感、怀疑、幻想、世故、忧虑、激进、独立、自律和紧张等 16 种因素的内容。这些因素的不同组合构成了一个人不同于他人的独特个性，可对人的多个侧面的人格特征进行评估。16PF 还有 8 个二级因素，可对其他方面的内容进行测量。16PF 对于选拔人才和职业咨询等有一定的参考价值。

（三）艾森克人格问卷

艾森克人格问卷（Eysenck personality questionnaire，EPQ）最早由英国心理学家艾森克（Eysenck）于 1952 年编制，目前在国际上应用也十分广泛。EPQ 分成人和儿童两个版本，可分别对成人（16 岁以上）和儿童（7～15 岁）的人格特征进行测评。测验包含三个维度四个分量表。20 世纪 80 年代，我国心理学家龚耀先、陈仲庚等分别对 EPQ 进行了修订，形成了 88 个项目（龚耀先）和 85 个项目（陈仲庚）的两个成人版本，龚耀先教授还修订了儿童版的 EPQ。EPQ 的四个分量表为 E 量表（extroversion-introversion，内-外向量表）、N 量表（neuroticism，神经质量表）、P 量表（psychoticism，精神质量表）、L 量表（lie，掩饰量表）。

EPQ 的结果还可以导出相应的气质类型。由于其简便易操作，目前在临床、科研等方面应用较广泛。

三、评 定 量 表

评定量表（rating test）是临床心理评估和研究常用的方法，可以分为自评量表和他评量表。常用的评定量表有与心理应激有关的生活事件量表、反映心理健康状况的症状评定量表、应对方式量表和社会支持量表等。评定量表具有数量化、客观、可比较和简便易用等特点。

（一）生活事件量表

生活事件量表（life event scale，LES）是用来对人们所遭遇的生活事件进行定量、定性评估的量表，以便客观分析不同生活事件引起心理紧张（应激）的强度和性质。国内较常用的是杨德森、张亚林编制的生活事件量表。该量表由 48 项我国较常见的生活事件组成，包括三个方面的问题，即家庭生活方面（28 项）、工作学习方面（13 项）、社交及其他方面（7 项），还有两项空白项，可以填写被试者已经经历而表中未列出的事件。

LES 是自评量表，由被试自己填写。根据调查者的要求，对某一时间范围内（通常为 1 年内）的事件进行记录。填写者根据自身的实际感受而不是按常理或伦理观念去判断哪些经历过的事件对本人来说是好事或是坏事、影响程度如何、影响持续的时间多久。影响程度分 5 级，从毫无影响到影响极重分别计 0、1、2、3、4 分。影响持续时间分 3 个月、半年内、1 年内、1 年以上共 4 个等级，分别计 1、2、3、4 分。统计指标为生活事件刺激量，包括：单项事件刺激量、正性事件刺激量、负性事件刺激量、生活事件总刺激量。生活事件总分越高反映个体所承受的压力越大，正常人中有 95％的人在 1 年内的 LES 总分不超过 20 分，有 99％的人不超过 32 分。负性生活事件越高，对心身健康的影响越大，正性生活事件对心身健康的影响有待进一步研究。

（二）症状自评量表

症状自评量表多用于精神科，目前还越来越多地应用于心理门诊、心身疾病的调查和科研等领域。

1. 90 项症状自评量表（symptom check list 90，SCL-90） 该量表由 90 个反映常见心理症状的项目组成，这 90 个项目组成了 10 个因子：躯体化、强迫、人际敏感、抑郁、焦虑、敌意、恐怖、偏执、精神病性和一个以反映睡眠和饮食为主的附加因子，主要测查有无各种心理症状及其严重程度。每个项目后按"没有、很轻、中等、偏重、严重"等级以 1～5（或 0～4）选择评分，由被试根据自己最近的情况和体会对各项目选择恰当的评分。最后，根据总均分、因子分以及表现突出的因子来了解病人问题的范围、表现以及严重程度等。可以根据 SCL-90 前后几次测查结果的对比分析来观察病情发展或评估治疗效果。

2. 抑郁自评量表（self-rating depression scale，SDS） SDS 由 20 个与抑郁症状有关的条目组成，用于反映有无抑郁症状及其严重程度。适用于有抑郁症状的成人，也可用于流行病学调查。每个项目后有 1～4 级评分选择：①很少有该项症状；②有时有该项症状；③大部分时间有该项症状；④绝大部分时间有该项症状。但项目 2、5、6、11、12、14、16、17、18、20 为反向计分，由被试按照量表说明进行自我评定，将所有项目得分相加即得到总分。总分超过 41 分可考虑筛查阳性，即可能存在抑郁，需进一步检查。抑郁严重指数＝总分/80。指数范围为 0.25～1.0，指数越高，反映抑郁程度越重。

3. 焦虑自评量表（self-rating anxiety scale，SAS） SAS 由 20 个与焦虑有关的条目组成。用于反映有无焦虑症状及其严重程度。适用于有焦虑症状的成人，也可用于流行病学调查。每个项目后有 1～4 级评分选择：①很少有该项症状；②有时有该项症状；③大部分时间有该项症状；④绝大部分时间有该项症状。项目 5、9、13、17、19 为反向计分。由被试按照量表说明进行自我评定，将所有项目得分相加即得到总分。总分超过 40 分即可考虑筛查阳性，即可能存在焦虑，需进一步检查。分数越高，反映焦虑程度越高。

（三）简易应对方式问卷

研究发现，在应激与健康的关系中，应对方式起着重要的作用。应对方式有积极和消极之分，前者是一种积极主动的适应过程，后者则是消极被动的。不同的应对方式对心理健康所产生的影响是不同的。解亚宁等于 20 世纪 90 年代初自编了一份应对方式量表，共包括 20 个项目，分别测定积极应对方式和消极应对方式。该量表采用 0～3 分四级评分制，对于某一类应付方式"经常采用"计 3 分，"有时采用"计 2 分，"很少采用"计 1 分，"不采用"计 0 分。第 1～13 项为积极应对方式，第 14～20 项为消极应对方式。将前者各项评分相加得到积极应对方式分，后者各项分数相加得到消极应对方式分。该量表有较好的信度和效度，积极应对方式和消极应对方式的 α 系数分别为 0.76 和 0.74。

（四）社会支持评定量表

研究发现，良好的社会支持能为个体在应激状态时提供保护作用，对于维持一般良好的情绪体验也具有重要意义。我国的肖水源在 20 世纪 80 年代编制了社会支持评定量表，该量表分 3 个维度：客观支持，指个体所得到的客观实际的、可见的社会支持；主观支持，指个体主观体验到的社会支持，对所获支持的满意程度；对支持的利用度，指个体对社会支持的主动利用程度。该量表共有 10 个项目，大多数为 1～4 级评分，要求受试者根据实际情况进行自我评价。计分方法：①第 1～4 项和 8～10 项，每项只能选一个答案；②第 5 项分为 A、B、C、D 共 4 条，每条从"无"至"全力支持"分为四等，分别计 1～4 分，该项总分为 4 条计分之和；③第 6、7 项如回答为"无任何来源"计 0 分，如回答"有来源"则按来源项目计分，每一来源计 1 分，加起来则为该项目分数。10 个项目得分之和即为社会支持评定量表的总分。

（张纪梅）

思考题

1. 分析心理评估在护理工作中的作用。
2. 试述观察法的种类，护理中常用哪种类型的观察法，为什么？
3. 结合护理工作实际，谈谈如何应用开放式提问和封闭式提问。

第六章 护理中常用的心理干预技术

·学习目标·

1. 掌握心理干预的概念、心理干预的原则、系统脱敏疗法的治疗步骤。

2. 熟悉心理干预的注意事项、心理支持与疏导的基本技术、理性情绪疗法的治疗技术。

3. 了解心理干预的种类及范围、行为训练的适应证。

　　心理干预是护理心理学的重要手段之一，它根据一定的科学原理，采用特定的程序，帮助人们消除或缓解各种心理烦恼，增进健康。随着医学模式和护理模式的转变，心理干预已经成为现代医学理论和临床实践不可缺少的组成部分。社会生活节奏的加快和心理社会紧张因素的增加，使人们对心理干预的需求与日俱增。因此，掌握常用的心理干预技术对临床护理实践具有重要的意义。

第一节　心理干预概述

一、心理干预的概念

　　心理干预（psychological intervention）是指在心理学理论的指导下有计划、按步骤地对一定对象的心理活动、个性特征或行为问题施加影响，使之发生朝向预期目标变化的过程。随着护理心理学的发展，心理干预的内涵和范围正在变化和扩展。第一，心理干预是各种心理学干预手段的总称，包括心理治疗、心理咨询、心理康复和心理危机干预等；第二，随着社会生活的发展和对心理服务需求的增长，心理干预的思想、策略已经逐渐深入到文化传播、公共卫生、保健、疾病控制等领域。

二、心理干预的种类及范围

（一）心理干预的种类

　　目前，心理干预的形式有：针对普通人群进行教育促进健康；对心理障碍的高危人群进行预防性干预；运用心理治疗等手段对已经患有心理障碍的人进行临床干预。

　　1. 健康促进　是指通过宣传教育等手段使大众认识、了解什么是健康行为及适宜的生活方式。健康促进可通过促进积极的行为模式来预防心理问题的发生，包含积极的心理健康、危险因素和保护因素等几个方面。

2. 预防性干预 针对高危人群采取降低危险因素和增强保护因素的措施，预防性干预有两种方式：选择性预防干预和指导性预防干预。

（1）选择性预防干预：是针对那些虽然还没有出现心理问题或障碍，但其发病的危险性比一般人群要高的人，如离婚家庭其子女患抑郁症、品行障碍等心理问题的危险性明显增高，因此应该针对这类家庭的成员实施预防性干预。

（2）指导性预防干预：干预的对象是那些有轻微心理困扰的亚健康群体。如在轻度抑郁情绪下，指导性预防干预效果较好，被干预者病程短、痛苦少，如果不及时干预，有些被干预者可能转化为重度抑郁，届时病程长、对被干预者影响大而且干预费用和周期都会增多。

3. 心理治疗（psychotherapy） 也称精神治疗，是以相应的心理学理论体系为指导，以良好的医患关系为桥梁，应用心理学方法，影响或改变病人的认知、情绪及行为，调整个体与环境之间的平衡，从而达到治疗目的。心理治疗是心理干预的重要手段之一，其应用的对象主要是那些已经发生了心理障碍的病人。可以从以下几个方面深入理解心理治疗：

（1）心理治疗者是经过正规培训，掌握了一定的专业理论和技能的专业人员。

（2）心理治疗在实际操作过程中有较为严格的制度，如有环境幽雅的治疗门诊、预约制度、签订治疗协议、会谈的时间限制和付费方式等。

（3）医患之间建立良好的治疗关系。所谓治疗关系是指在治疗者与病人之间为达到治疗目的而建立的一种密切的、有感情交流的职业性帮助关系。人本主义心理学家罗杰斯把治疗关系看做是被干预者改变和成长的原动力。这种医患关系比临床其他领域中谈到的医患关系更具有特殊性和重要性。与药物治疗不同，心理治疗是人帮助人、人影响人的活动，是治疗师与被干预者之间进行的人格碰撞，甚至有时候技术的应用都是次要的。一种稳定、深刻、信赖的治疗关系是治疗有效的重要因素。

（4）心理治疗是通过引导病人对内心世界的探索、认识，适当的情绪宣泄和认知矫正，激起和维持其学习新经验和改变不良认知、行为的愿望，并促进其自我成长，从而转变痛苦的、适应不良的心理、行为，恢复健全的心理、生理和社会功能。

（二）心理干预的范围

心理干预范围非常广泛，普通群体、心理障碍的高危群体、已经患有心理障碍的群体都可以进行不同形式的心理干预。

1. 综合医院临床各科的心理问题 主要包括以下几个方面：

（1）急性疾病病人：此类病人的特点是起病较急，且一般病情较重，往往存在严重的焦虑、抑郁等心理反应，有时在给予临床医疗紧急处置的同时，需要进行一定的心理干预，例如给予精神支持疗法、松弛疗法等，以帮助病人认识疾病的性质，降低心理应激反应水平，增强治疗疾病的信心。但有针对性的心理干预一般应在疾病得到控制以后进行。

（2）慢性疾病病人：这类病人病程一般较长，由于无法全面康复以及长期病人角色的作用，往往存在较多的心理问题，并因此而导致疾病症状的复杂化，进一步影响了机体的康复过程。心理支持治疗和行为治疗等手段往往对他们有很大的帮助，例如慢性疼痛病人的行为矫正治疗、康复疗养病人的集体支持治疗等。

（3）心身疾病病人：心身疾病与心理社会因素密切相关，所以在治疗时可采用心理支持与疏导、认知调整和行为训练等方法进行心理干预。

2. 精神科及相关的病人　这是心理干预在临床医学中应用较早，也是较广泛的领域，包括各类神经症性障碍如神经衰弱、焦虑症、强迫症、恐惧症、癔症、疑病症等，以及其他精神科疾病如恢复期精神分裂症病人等。

3. 各类行为问题　各种不良行为的矫正，包括人格障碍、肥胖、烟瘾、酒瘾、口吃、行为障碍等，可选择使用认知行为矫正疗法、正强化法等各种行为疗法。

4. 社会适应不良　正常人在生活中有时也会遇到难以应对的心理社会压力，从而导致适应困难，出现自卑、自责、退缩、攻击、失眠等心理行为问题和躯体症状。此时可使用某些心理疗法，例如支持疗法、应对技巧训练、环境控制、松弛训练、认知改变及危机干预等给予帮助。

5. 其他问题　儿童行为问题、进食障碍、精神发育不全等，可通过心理支持、认知行为矫正等干预方式给予帮助。

三、心理干预的原则及注意事项

（一）心理干预的原则

心理干预是一项专业性很强的技术，能否达到干预目的受到很多因素的影响和制约。因此，在实施心理干预中必须严格遵循以下心理干预的基本原则，否则将很难收到预期的效果。

1. 良好的干预关系原则　心理干预的成功与否，与心理干预者与干预对象是否建立了彼此信任、相互尊重的干预关系有关。良好和谐的干预关系是心理干预的一个重要条件。干预者只有通过对被干预者真诚一致、尊重、无条件积极关注、共情、关心、支持的态度，才能建立彼此接纳、相互信任的干预关系，建立起被干预者对干预者的信任感和权威感。只有建立了良好的干预关系，被干预者才能毫无保留地吐露自己的心理问题，为明确被干预者心理问题、设计和修正干预方案提供可靠的依据，才能使被干预者接受并反馈干预者的暗示和建议，认真执行心理干预作业，增强心理康复的动机并配合干预者顺利完成心理干预。

心理干预中人际关系的特点表现在：①单向性：心理干预过程所关注的是被干预者的问题。确立了干预关系以后，一切工作都是围绕被干预者的利益进行的。②系统性：心理干预有明确的对象与目的，干预者要采取一系列有计划、有针对性的措施帮助被干预者解决实际问题。③正式性：心理干预关系一旦建立，干预者的责任就是为被干预者提供帮助，而不能超出这个范围。④时限性：心理干预的目的达到以后，这种关系便告结束。如果以后出现新的问题，则重新开始新的干预关系。

2. 发展性原则　是指在心理干预过程中，干预者要以发展的眼光对待和处理被干预者的问题，不仅在问题的分析和本质的把握上，而且在问题的解决和效果的预测上都要具有发展的观念。

一方面，因为个体从出生到死亡始终处在发展变化过程中，人的心理问题也是不断发展变化的。所以在心理干预过程中，被干预者的需要、动机、态度、情绪、思维方式、对问题的看法、对事件后果的预测以及行为表现总是随着干预的进程不断发生变化。如果干预者能用发展的眼光捕捉到被干预者细微的变化，因势利导或防患于未然，就会使干预进程向着好的方向顺利发展。

另一方面，干预者不要只看当前被干预者的种种不良行为或认知，要根据其阅历、兴趣、性格等个性特点为其将来发展思考探索，引导被干预者向着更高的理想、目标奋进。即干预者不仅要发现并解决被干预者现在的问题，还要思考被干预者在未来发展道路上可能出现的问题并加以引导。

3. 个性化原则　指在心理干预过程中，干预者既要注意被干预者与同类问题的人的共同表现和一般规律，又不能忽视被干预者的具体情况，不能千篇一律地解决问题，即每个心理干预方案都应具有它的特殊性。由于每个人的经历、心理特征和所处环境不一样，即使有相同的问题，其表现形式也不一样，即使表现形式相似，干预方案也可能不同。个性化原则要求干预者要根据被干预者不同的年龄、性别、人格特征、文化背景等采取不同的干预方法，因人、因时、因地、因事而异，灵活地制订不同的干预方案。

4. 中立性原则　指干预者对干预中涉及的各类事件均应保持客观、中立的立场，不把个人的观点强加于被干预者。如果在干预过程中，干预者以自己的价值取向作为考虑问题的参照点，就容易妨碍对事件判断的客观性，从而影响干预效果。保持中立原则可以使干预者对被干预者的情况进行客观的分析，对其问题有正确的了解，提出公正的建议或意见。

5. 综合性原则　心理干预的综合性原则有两方面含义：一方面是因为人类疾病是生物、心理、社会诸因素作用的结果，所以在病因上要多方面、全方位地评估思考；在干预策略上也要采用心身综合的干预方法；另一方面是不同的心理干预手段各有其优点及不足，在干预实践中要灵活使用。例如：在干预初始阶段，主要任务是建立良好的干预关系，可以多采用人本主义的无条件积极关注、共情等技术，在心理干预中根据被干预者的实际情况采用行为、认知、支持等不同的心理干预技术。

6. 保密性原则　这一原则要求干预者尊重被干预者的权利和隐私。由于心理干预的特殊性和被干预者对干预者的高度信任，他们常常把自己不为人知的隐私暴露出来，这些隐私可能涉及个人在社会中的名誉和前途，或牵扯到与其他人的利益和冲突，若得不到保护和尊重，会造成恶劣影响。因此干预者要对被干预者负责，注意自己的言行。例如不得将被干预者的具体材料公之于众等。当然，对这一原则不能片面地、孤立地理解。当被干预者极有可能出现自杀等极端行为时，当被干预者因刑事犯罪不敢自首而苦恼烦闷时，当年龄小的被干预者受到他人非法侵害而家人不知情时，干预者应将所掌握的信息及时告知有关部门或被干预者的父母及监护人。总之，保密性原则的前提是以被干预者利益为重的同时保护他人和社会的利益。

（二）心理干预的注意事项

在心理干预过程中，应该注意以下几个方面的问题：

1. 认识心理干预的地位和作用　心理干预的应用很广泛，但它不是万能的。对于心因性功能性疾病，心理干预起主导作用；而对于一些急性疾病和躯体疾病，心理干预只起着辅助作用。在临床工作中，对于大多数疾病应提倡心身综合治疗。

2. 取得被干预者的信任　被干预者在信任干预者的前提下，才能提供真实、有效的信息，这对于准确掌握被干预者的心理动向、及时调整干预的步骤和方案至关重要。

3. 恰当选择心理干预的适应证　一般认为，被干预者求治动机越强，干预效果越好；心理社会因素对被干预者影响越大，干预效果越好；文化水平较高、领悟能力较强，干预效果好；而智力低下、无自制力的人，不宜实施心理干预。另外，具体的心理干预方法都有各自的适用范围、最佳适应证等，同时要注意心理干预者本人对不同心理干预技术方法的熟练程度，选择合适的干预方法。

4. 心理干预者应注意自身的素质培养 心理干预者应注意完善自己的个性，丰富自己的知识和经验，增强自己的情绪调控能力，锻炼自己的耐性，培养敏锐的感觉和观察能力。心理干预者还需具备各种知识，包括哲学、社会学、心理学、医学及各行各业常识。心理干预者丰富的知识、良好的素质，不仅有利于与被干预者沟通交流，使心理干预得以顺利进行，而且也有利于被干预者产生遵医行为，增强干预信心。

5. 要严守职业道德 在心理干预中要保持中立态度，避免卷入与被干预者的感情纠葛；对被干预者的病史、病情，特别是隐私应注意保密，充分尊重被干预者的人格；同时还应有共情等能力，与被干预者保持良好干预关系，使心理干预顺利进行。

6. 心理干预的环境要适宜 心理干预的环境应适合单独会谈，要注意环境的安静、幽雅和舒适。

第二节 护理工作中常用的心理干预技术

一、心理支持与疏导

心理支持与疏导亦称一般性心理干预，用于帮助近期遭遇疾病或心理社会压力过大无法自我调节的人。原理是减轻心理应激引起的心身反应，以达到缓解症状、治愈疾病、促进健康的目的。心理支持与疏导的基本技术有以下几种：

1. 倾听（attending） 倾听是心理支持的第一步，它不仅是了解情况的必要途径，也是建立良好干预关系和为病人提供帮助的重要手段。倾听并非仅仅是用耳朵听，更重要的是要用"心"去听，要设身处地地感受病人的体验。倾听不仅要听病人通过言语、行为所表达出来的东西，还要听出病人在交谈中所省略的和没有表达出来的，甚至病人本人都没有意识到的心理问题。因为病人的叙事方式，如在叙述人和事时所使用的词语、语气等，有时比事件本身更能反映一个人的特点，所以倾听技术要求干预者注意病人的言行，注意他如何表达自己的问题、如何谈论自己及自己与他人的关系以及对所遇问题如何做出反应。还要注意病人在叙述时的犹豫停顿、语调变化以及伴随言语出现的各种表情、姿势、动作等，从而对言语做出更完整的判断。

倾听不单是听，还要注意思考，要及时而迅速地判断病人的谈话是否符合常理、符合逻辑。比如，病人说："我感觉活得没意思。有一次我和丈夫因琐事吵架，我差点从楼上跳下去……"夫妻因琐事争吵就跳楼，这种事不合常理。倾听最重要的是听出不合常理和逻辑的关键点在哪里。另外，倾听不是被动地听，还要有参与，有适当的反应。干预者常用某些简单的词、句子，比如"是的"、"噢"、"说下去"、"我明白了"等或像点头这样的简便动作促使病人把谈话继续下去。

在倾听过程中，干预者要以理解的心态去对待病人并以病人为参考框架，设身处地地体会和接受病人在问题发生时的感受，接纳他痛苦的情绪。不要轻视病人的问题，因为病人的问题可能对大多数人来说不算什么，但却困扰着病人。也不要干扰、转移病人的话题，急于下结论或做出道德性的判断。干预者耐心的倾听可以帮助病人宣泄情绪。当病人哭泣、指责，甚至谩骂，或者情绪激动地讲述自己的烦恼、委屈、焦虑和痛苦时，干预者要鼓励病人释放出不良情绪，对他的心情或某些失态表示理解。当然，对病人过度或过分的反应也可做适当的引导或制止。

　　总之，干预者要把自己置于病人的位置，对病人的方方面面都有深刻、切实的设身处地的理解而不是表面、片面的了解。倾听是治疗过程的一个核心技术，应安排充分的时间来探索病人的问题。倾听是一个主动引导、积极思考、澄清问题、建立关系、参与帮助的过程。好的心理干预者不在于讲多少，而在于听多少。

　　2. 提问　提问是心理支持最常用的方法。但提问是需要技巧的，问题提得是否妥当对于心理干预的效果有直接影响。问题提得好，可以增进交流，促进心理干预关系；提得不好，会破坏交流，伤害心理干预关系。通常提问方式有两种，一种是封闭式提问，另一种是开放式提问。所谓封闭性提问，是被干预者可以用"是"、"否"等一两个字简短作答的提问。它的作用是收集资料并加以条理化，获得特定的信息，澄清事实，缩小讨论范围，效率较高。一般在问题探索阶段，已讨论了大量的事实后，利用这种技巧来补充、证实一些谈及的资料，比较节约时间。或当谈话漫无边际、偏离主题时，用此技巧引导被干预者走入正题，中止其叙述。封闭性提问通常使用"是不是"、"对不对"、"要不要"、"有没有"等词，如"你是不是经常失眠"。封闭性提问不宜过多使用，因为它会压制病人自我表达的愿望和积极性，让病人置于被动状态，严重时会令病人感到压抑、有被讯问的感觉，直接影响或破坏干预关系。因此，为了让病人参与其中，干预者要善于使用开放式提问。使用开放式提问时，被干预者通常不能用一两个字作答，而是引出一段解释、说明或补充材料。开放式问题常以"什么"、"怎样"、"为什么"、"能不能"、"愿不愿意告诉我……"等形式发问。不同的提问用词可导致不同的结果。一般带"什么"的询问往往能获得一些事实、资料，如"有什么事情困扰你吗"；带"如何"的询问往往牵涉到某一件事的过程、次序或情绪性的事物，如"你如何理解这件事"；"为什么"的询问则用于对原因的探讨，如"你为什么做事缺乏动力"；以"愿不愿"、"能不能"起始的提问，可促进病人作自我剖析，如"能不能告诉我，你为什么不愿意提起童年的时光"。

　　对被干预者的询问内容应是围绕各种心理症状展开的，首先询问存在的事实，然后问具体的情况，最后问产生的可能原因。这样，往往就能得到一份较完整、客观、全面的病史资料了。

　　一般来说，开放式提问较封闭式提问更易被病人接受。但开放式提问也要注意问句的方式、语气语调，要循序进行，不然也可能使病人产生一种被讯问、窥探、剖析的感觉，从而产生抵抗。

　　3. 鼓励（encouragement）　鼓励一方面是表达对病人的接受，对其所谈的事情感兴趣，希望按此内容继续谈下去。所用的技巧不外乎点头、微笑，发出一些示意语或是说一些肯定、赞同的话，如"嗯"、"好，继续讲"、"我理解"等。另一方面干预者可以通过细致的观察，发现并具体指出病人的优点加以肯定，增强病人的自信心，引导病人学会自助。

　　4. 释义（paraphrase）　释义指将被干预者讲述的主要内容、思想进行综合、整理，再反馈给被干预者。它的作用之一是检查干预者是否准确理解被干预者所说的话；作用之二是给被干预者传递一个信息：干预者正专心听讲；作用之三是给被干预者再次审查自己心理困扰的机会，并重新加以组织。释义反应要掌握三个要领：①认真注意被干预者的基本信息；②简明扼要地向被干预者复述概括的、系统化的信息；③观察被干预者的反应，客观地评估咨询中出现的肯定、否定或怀疑的反应。

5. 情感反应（reflection of feeling）　情感反应指用词句来表达被干预者所谈到、所体验到的感受，即有选择地对其在会谈中的情绪内容予以注意和反应。它的作用是澄清事件背后隐藏的情绪，推动对感受及相关内容的讨论，也有稳定被干预者在谈话时的情绪的作用。干预者对被干预者的情感要作出准确的反应，关键在于要真正进入被干预者的内心世界，与其产生共鸣，这种情感反应有助于加强干预关系。

6. 面质（confrontation）　面质是对病人存在的矛盾当面提出质疑。常见的矛盾有病人的言行不一、理想与现实行为不一致、前后言语不一致等。面质的目的在于：①协助病人对其感受、信念、行为及所处情境进行深入了解；②激励病人消除有意或无意的防御、掩饰心理，面对自己、面对现实并进行富有建设性的活动；③促进病人实现言语与行为、理想自我与现实自我的统一；④使病人知道自己潜在的能力、优势并善加利用。

虽然面质是一种必要的干预技术，但因其具有一定的威胁性，初学者在使用时务必谨慎，应在已经和病人建立了良好的干预关系之后进行。干预者要根据具体情境，选择适当的用词、语气、态度。需要指出的是，过分小心、害怕使用面质对被干预者的成长不利，而过分使用则可能伤害被干预者的情感，影响心理干预关系。一般来说面质要与支持结合使用。

7. 解释（interpretation）　解释即依据某一理论、某些方面的科学知识或个人经验对被干预者的问题、困扰、疑虑作出说明，从而使被干预者从一个新的、更全面的角度来审视自己和自己的问题并借助新的观念和思想加深对自身行为、思想和情感的了解，产生领悟，促进改变。

解释是治疗技术中比较复杂的一种。它要求干预者对不同文化水平、接受能力的被干预者做出能让被干预者接受并信服的解答。要做到这一点，首先要了解被干预者的情况，准确把握；其次要明确并科学掌握自己解释的内容；再者要把握对不同的被干预者在什么时候怎样解释才好。

运用解释技术应注意几点：①要根据被干预者的实际情况，从理论的高度给予系统的分析和科学的解释，不要使解释过于表面化、经验化，缺乏说服力；②要通俗易懂，根据被干预者的文化程度和认识水平，运用被干预者能理解的语言，给予恰当的解释，少用专业术语；③要循序渐进，在被干预者经过一定帮助，有了足够的心理准备后，再用恰当的理论给予解释，而且不能将被干预者不理解或有怀疑的解释强加给被干预者；④解释既要注意科学性，又要考虑对被干预者的积极影响，尽可能地消除和减少消极影响，不要让被干预者因接受解释而背上更沉重的心理负担。

8. 非言语性技巧　心理支持除了言语表达以外，还有非言语交流。非言语交流的途径包括：身体姿态、肢体运动、目光接触、面部表情、皮肤接触、言语表情等。干预者运用该技巧主要是以此影响被干预者并通过对被干预者非言语行为的观察和分析获得有用的信息。

非言语行为通常伴随着言语内容一起出现，对言语起着加强和削弱的作用。例如，声音所传递的信息与语言所表达的信息一致，则加强言语所传达的意思，反之则起削弱、否定的作用。因此，干预者要学会辨别被干预者的言语表情，通过其声音的轻重缓急来判断其表达的错综复杂的思想和感情；而且还要善于运用言语表情，强调自己所表述的内容以及情感。作解释、指导时，应尽量保持平和的语气、中等的语速，给被干预者以稳重、自信、可靠的感觉；作情感反应和情感表达时，应用与内容相吻合的情感语气。

干预者和被干预者双方对各自的非言语行为通常是不自觉的，因此更能传递真实信息。比如干预者说"你刚才谈的问题我都理解"，而他的眼睛却东张西望，这很难让被干预者相信干预者在听他说话。干预者的非言语行为受其价值观、品德修养、信念等诸多因素影响，因此干预者要提高内在修养，改变平时的一些不良习惯动作，让自己的非言语行为对被干预者产生积极的影响。被干预者的非言语行为也是干预者搜集信息的重要渠道，因此干预者要仔细观察被干预者的体态行为、面部表情、声音特征等，才能了解非言语行为的含义，准确把握被干预者的真实思想和感情。

二、认知调整与教育

认知调整与教育的主要技术是认知疗法（cognitive therapy）。认知疗法是20世纪70年代在美国发展起来的一种新兴的心理治疗方法，治疗的关键在于纠正错误的认知过程和因此形成的错误观念。认知理论认为，任何情绪和行为都有认知因素的参与，人类的一切有目的的行为和一般的情绪是由认知发动和维持的。贝克的认知转变法和艾里斯的理性情绪疗法是比较著名的认知疗法。

（一）认知转变疗法

认知转变疗法就是矫正病人的不良认知。贝克在研究抑郁症时发现，抑郁症病人普遍存在认知歪曲。在病人的想象中，至少部分是对客观经验过分、消极的理解，歪曲的认知与抑郁情绪有某种联系。因此，贝克认为心理干预的重点应该是减轻或消除功能失调性活动，同时鼓励病人监察其内在因素，即引起其心理困扰的认知行为和情感因素，改变其不良认知模式。

1. 不良认知的常见形式 贝克认为在人类的认知活动中，导致不良认知的常见形式有5种：①任意推断：证据不足时草率下结论；②选择概括：不了解全面，以偏赅全；③过度引申：过度泛化，任意扩大事件的外延；④夸大或缩小：对客观事件的意义作歪曲评价；⑤全或无思维：把生活看成非此即彼的单色世界，要么全对，要么全错，没有中间状态。如抑郁症病人由于出现逻辑判断错误，稍受挫折就将自己看得一无是处，从而自卑、悲观、消极而导致抑郁。

2. 矫正不良认知的方法 贝克于1985年概括了5种具体的矫正不良认知的方法。

（1）识别自动性思维：自动性思维是介于外部事件以及个体对事件的不良情绪反应之间的那些思维，多数病人不能意识到。心理干预中首先要求病人学会识别自动性思维，尤其是在不良情况出现前的特殊思维。

（2）识别认知错误：焦虑或抑郁病人常采用消极方式看世界，偏于悲观，容易出现前述的不良认知，要发现这一点难度较大，因为有些认知错误很难评价，干预者要归纳出一般规律来帮助病人认识。

（3）真实性检验：在识别认知错误后，与病人共同设计严格的真实性检验，这是认知转变疗法的核心，即鼓励病人以其自动性思维及错误的认知为假设，并设计一种方法来检验，让他自己判断这种思维与认知是错误的、不符合实际的。

（4）去注意：多数焦虑和抑郁病人都自认为别人都在注意他，他的一言一行均在他人关注之中。治疗中要求病人记录在公众场合内不良反应发生的次数。结果可以发现，事实上很少有人在注意他的言行。

（5）监视苦恼和焦虑水平：病人常感到症状会一成不变的持续存在，而实际上焦虑是波动的，当其认识到焦虑有开始、高峰及消退的过程，就能比较容易地控制焦虑情绪。

3. 治疗步骤 主要有以下几步：

（1）向病人介绍有关认知理论及治疗的作用。

（2）给病人布置家庭作业，帮助他们评估现有的功能状况。

（3）帮助病人认识、监测和记录与消极自动性思维有关的情绪及情境，并假设对自动性思维的合理反应。

（4）讨论这些自动性思维及其认识基础。

（二）理性情绪疗法

该疗法旨在通过理性分析和逻辑思辨的途径，改变造成病人情绪困扰的非理性观念，以帮助他解决情绪和行为问题。艾里斯认为，人们把童年时期习得的不现实和非逻辑的准则、价值观以及生活中的创伤事件"创造性"地加工成教条式的、严格的"必须"和"应该"，这是造成他们情绪困扰的原因。因此，理性情绪疗法以绝对化的"必须"为线索，帮助他们寻找并识别关键问题，对其质疑，与其辩论，使病人最终放弃不合理信念，建立合理的、现实的信念体系和人生哲学。

1. 理性情绪疗法的程序 理性情绪疗法的实施分为四个阶段：

（1）心理诊断（psychodiagnosis）：主要任务是：①建立良好的医患工作关系，帮助病人建立自信心；②找出病人情绪困扰和行为不适的具体表现（C）以及与这些反应相对应的激发事件（A），并对两者之间不合理观念（B）进行初步分析，找出他们最迫切希望解决的问题；③干预者与病人一起协商，共同制定治疗目标，一般包括情绪和行为两方面的内容；④向病人介绍 ABC 理论，使其接受这种理论和认识到 A、B、C 之间的关系，并能结合自己当前的问题予以初步分析。

（2）领悟（insight）：通过解释和证明，使病人在更深的层次上领悟到他的情绪和行为问题是自己的不合理观念造成的，因此应该对自己的问题负责。要引导病人把合理与不合理的信念、表层与深层错误观念、边缘与中心错误观念、主要与次要错误观念区分开来，从而对自己的问题与不合理观念的关系达到进一步的领会。一般来说，要帮助病人实现三种领悟：①是信念引起了情绪和行为后果，而不是诱发事件本身；②他们对自己的情绪和行为问题负有责任，应进行细致地自我审查和反省；③只有改变不合理的信念，才能减轻或消除他们目前存在的症状。

（3）修通（working through）：干预者的主要任务是采用各种方法与技术，使病人修正和放弃原有的非理性观念并代之以合理的信念，从而使症状得以减轻或消除。

（4）再教育（reeducation）：主要任务是巩固治疗所取得的效果，帮助病人进一步摆脱不合理观念及思维方式，使新观念和逻辑思维方式得以强化并重新建立起新的反应模式，以减少以后生活中出现的情绪困扰和不良行为。

2. 理性情绪治疗技术 理性情绪疗法强调人自身的认知、情绪和行为三个维度的功能统一性。理性情绪疗法主要的技术包括矫正认知、情绪和行为的方法。

（1）与不合理信念辩论：艾里斯认为病人从不把自己的症状与自己的思维、信念联系起来，因此干预者要积极主动地、不断地向病人发问，对其不合理信念提出挑战和质疑。从提问的方式看可分为质疑式和夸张式两种。质疑式提问是直接向病人的不合理信念发问；夸张式提问是针对病人信念的不合理处故意提一些夸张的问题，把对方不合理、不合逻辑、不现实之处以夸张的方式放大给病人看。

（2）合理情绪想象技术：该技术是帮助病人停止非理性信念的传播。其步骤是：①让病人在想象中进入他困扰的情境，体验在这种情境中的强烈情绪反应；②帮助病人改变这种不适当的情绪反应并体会适度的情绪反应；③停止想象，让病人讲述他怎么通过转变信念使自己的情绪发生了变化，此时干预者要强化病人新的信念和体验，以巩固他获得的新的情绪反应。

（3）认知家庭作业：让病人自己与自己的非理性信念进行辩论，它是正式会谈后的继续。主要有合理情绪自助表与合理自我分析报告两种形式。让病人填写合理情绪自助表，在找出 A 和 C 后，然后再继续找 B。自助表中列有十几种常见的不合理信念，让病人从中找到与自己情况相符的 B 或单独列出，病人进而对不合理信念进行诘难（D），最后自己评价诘难的效应（E）。这实际上就是病人自己进行 ABCDE 分析的过程。除认知作业外，还有情绪或行为方面的家庭作业。病人对自己每天的情绪和行为表现加以记录，对积极的、适应性的行为和情绪给予自我奖励。

（三）适应证与评价

认知疗法广泛用于干预多种心理问题，包括部分抑郁障碍、焦虑障碍、自杀及自杀企图、强迫症、精神分裂症、进食障碍、睡眠障碍、情绪问题、婚姻家庭问题等。目前在国外临床心理治疗中，有 60％的病人接受认知治疗。

认知疗法关注病人的现在，耗时少，治疗目标包括缓解症状、帮助病人解决最紧迫的问题并教给病人防止复发的方法。近年来，认知疗法也开始关注无意识、情感及存在成分了。认知疗法经过三十年左右的发展已日趋成熟，但无论是在理论还是操作上还都存在一些缺陷。例如在理论方面，未明确认知与症状的关系；在实际操作上，其疗效的评价尚存在某些不足。

三、行 为 训 练

行为训练又称行为矫正，是行为主义学派将来自实验心理学的资料及有关的学习理论在临床上的运用，故又称学习疗法，通俗的称谓是行为疗法。行为主义理论认为，人的各种行为都是从外界环境学习获得的。而各种心理异常与躯体症状，不仅是某种疾病的症状，也是一种异常行为。病人可以通过学习和训练，调整与改变原来的异常行为，代之以新的健康的行为，从而治愈疾病，这就是行为训练的基本原理。

行为训练的主要理论包括美国心理学家华生的行为主义、俄国生理心理学家巴甫洛夫的经典条件反射和美国心理学家桑代克、斯金纳的操作性条件反射学说以及班杜拉的社会学习理论等（详见第一章绪论第三节护理心理学相关心理学理论）。

（一）主要治疗技术

1. 系统脱敏疗法（systematic desensitization）　系统脱敏疗法的基本原理是：让一个可以引起轻微焦虑的刺激，在被干预者面前反复暴露，同时让被干预者通过全身放松予以对抗，从而使这一刺激逐渐失去引起焦虑的作用。一般分为三个步骤：

（1）评定焦虑等级：干预者首先根据了解到的情况，协助被干预者找出诱发焦虑的对象，然后将它们从低到高列成等级，通常划分为 5、7、9 个等级。

（2）肌肉放松训练：这样做的假设是放松与焦虑是对立的，放松可以制约或减轻焦虑。放松的目的就是将这种放松状态与诱发焦虑的情境联系起来，通过反复训练使该刺激情境不再引起焦虑反应。

（3）脱敏过程：具体做法是按照焦虑等级表，由小到大依次逐级脱敏。首先让被干预者想象或接触最低等级的刺激物或刺激场面，当他感到有些焦虑紧张时停止刺激，并全身放松。待被干预者平静后重复上述过程，反复次数不限，直到被干预者对该级刺激物不再感到紧张焦虑时为止，此时算一级脱敏。接着让被干预者想象或接触高一级的刺激物或刺激情境，当他感到有些焦虑紧张时停止刺激，并全身放松。待被干预者平静后重复上述过程，反复次数不限，直到被干预者对该级刺激物不再感到紧张焦虑时为止。如此逐级向上，直到被干预者对最高等级的刺激脱敏。

系统脱敏疗法在临床中应用较广，主要适应证有焦虑症、恐怖症和其他伴有焦虑情绪的心身疾病。脱敏过程需要 8～10 次，每日 1 次或隔日 1 次，每次 30～40 分钟。

•知识链接

系统脱敏疗法的原理

系统脱敏疗法起源于对动物实验性神经症的治疗。沃尔普（Wople J）在实验室中电击小铁笼中的猫，每次电击之前先制造一阵强烈的响声。多次实验后，该猫即使不受电击，只要听到这强烈的响声或看见那只铁笼都会出现明显的自主神经反应，类似人类的焦虑症或恐怖症。他将这只猫禁食几天，然后放回铁笼，铁笼里有猫爱吃的鲜鱼。虽然此刻猫极度饥饿，却也不肯食用鲜鱼。在铁笼旁边，甚至在实验室隔壁的房间里，猫的进食均受到不同程度的抑制。沃尔普认为，这是猫对实验环境产生了泛化的防御性条件反射，即产生了实验性神经症。沃尔普设计了一个实验来治疗猫的"症状"。他首先将猫放在离实验室很远的地方，此时在猫的眼里实验室依稀可见，因而猫只出现轻微的焦虑、恐惧反应。此时给猫喂食，猫虽能进食但起初并不十分自然，不过待一会儿便能恢复常态，自如地进食了。到了下次该进食的时候，沃尔普把猫向实验室的方向挪近一段，这时猫又会出现一些轻微的焦虑、恐惧，沃尔普立即给猫进食。同第一次一样，猫起初进食时不太自然，但不久便适应了。沃尔普如法炮制，让猫步步逼近实验室。最后，该猫回到铁笼中也能平静的生活，即猫的焦虑和恐惧已被"治愈"。沃尔普认为，这是交互抑制的作用，即两种相反的行为或情绪互相抑制不能同时并存。

2. 冲击疗法（implosive therapy）　又称满灌疗法，治疗程序如下：

（1）体检：冲击疗法是一种较为剧烈的治疗方法，应作详细的体格检查及必要的实验室检查如心电图、脑电图等。必须排除以下情况：严重的高血压、心脏病、癫痫、支气管哮喘、体质虚弱等。

（2）治疗场地及其他条件的准备：首先确定刺激物，它应该是病人最害怕或最忌讳的事物，因为这种事物是引发症状的根源。治疗室不宜过大，应布置简单，除了刺激物尽量不布置其他物品。病人处于任何一个位置都可以感觉到刺激物的存在，没有可以回避的地方。房门原则上有干预者把持，病人无法随意逃跑。有时刺激物并非某种具体的物品，也可能是一种气氛或者特定的环境。这时治疗应在某一个特定的环境进行。其次，为了防止意外，应准备地西泮（安定）、普萘洛尔（心得安）、肾上腺素等急救药品。

（3）实施冲击：病人治疗前正常饮食，最好排空二便。穿戴宜简单、宽松。有条件的可在治疗中同步进行血压和心电监测。病人随干预者进入治疗室，在指定的位置坐好。然后干预者迅速地向病人呈现刺激物。病人受到惊吓后可能惊叫、失态，干预者不必顾及，应持续不断地呈现刺激物，如病人有闭眼、塞耳等回避行为时，应进行劝说并予以制止。治疗过程中大多数病人都可能出现心悸、气促、出汗、四肢震颤、头昏目眩等情况，应严密观察。除非情况严重或血压和心电监测指标显出异常情况，治疗应继续进行。如果病人提出中止治疗，甚至由于激怒而出言不逊，干预者应保持高度理智与冷静，酌情处理。如果病人一般情况很好、病史较长、求知欲望强烈、应激反应不是十分强烈的话，干预者可以鼓励、规劝病人，或在病人家属的理解、支持下干预者也可以漠视病人的反应。特别是在病人的应激反应高峰期之后，干预即将成功，一定要说服，在家属配合的前提下甚至可以使用适当的强制手段让病人完成治疗。因为此时退却，将前功尽弃，甚至加重病人病情。

每次治疗时间应根据病人应激反应的情况而定。其情绪反应要求超过病人以往任何一次焦虑紧张的程度，力求达到极限。当次治疗结束的标志是情绪逆转即由极度恐慌转为较为平静。例如看到病人的情绪反应和生理反应已经过高潮，逐渐减轻的话，则表明已基本达到这次治疗的要求，再呈现 5～10 分钟的刺激物，病人将显得精疲力竭，对刺激物视而不见。此时便可停止呈现刺激物，让病人休息。注意治疗中若病人出现过度通气综合征、晕厥、休克等情况时应停止治疗，并对症处理。

冲击疗法一般实施 2～4 次，每日 1 次或隔日 1 次，一次治疗要持续 30～60 分钟。少数病人只需治疗 1 次即可痊愈。如治疗过程中病人未出现应激反应由强转弱的逆转趋势，可能是刺激物的刺激强度不够，应设法增强刺激效果；还有可能是该病人不适合冲击疗法，应停止冲击治疗，改用其他治疗方法。

• 知识链接 ▼

冲击疗法的原理

冲击疗法的产生源于动物实验：当实验场所发出恐怖声、光或电击刺激时，实验动物惊恐万状，四处乱窜，想逃离实验场所。如果没有出路，它只得迫于无奈地待在现场，承受极其痛苦的刺激。当刺激持续了一段时间以后，可见动物的恐惧反应逐渐减轻甚至最终消失。这一实验表明，只要持久地暴露在刺激因素面前，惊恐反应终究会自行耗尽。

3. 厌恶疗法（aversion therapy） 是一种通过惩罚手段引起厌恶反应，来阻止或消除原有不良行为的治疗方法。其原理是操作性条件反射中的惩罚作用，让某种不良的行为反应和痛苦的刺激建立条件反射，从而导致不良行为的消失。具体方法是首先确定靶症状和选择适当的厌恶刺激，干预者与病人共同确定靶症状和共同商讨厌恶刺激的设计。然后，在不良行为发生的同时，实施厌恶刺激。临床上常用的厌恶刺激有药物刺激、电击刺激、橡圈弹腕刺激、想象刺激等。在实际选择厌恶刺激时，应该选择那些易于施加、易于定量、易于撤除的刺激，以便将病人的不良反应降到最低点。

（1）药物刺激：应用能引起恶心、呕吐的药物如阿扑吗啡、戒酒硫等，或者使用强烈恶臭的氨水等。例如对酒精依赖的病人进行治疗，使用阿扑吗啡（去水吗啡）作为厌恶刺激，治疗时先注射阿扑吗啡（该药在注射几分钟后便引起强烈的恶心、呕吐体验），几分钟后让病人饮酒，几乎在饮酒的同时药效发作，病人会恶心、呕吐。反复几次之后病人的饮酒行为与恶心、呕吐形成了条件联系，于是只要饮酒便会恶心、呕吐。为了避免恶心难受，只好弃酒不饮。

（2）电击刺激：以一定强度的感应电作为疼痛刺激，或以轻度电休克作为厌恶刺激。

（3）橡圈弹腕刺激：拉弹预先套在手腕上的橡圈，以引起的疼痛作为厌恶刺激。

（4）想象刺激：有变态行为的病人想象在大庭广众、众目睽睽之下表现变态性行为，从而使病人自己感到羞耻，由此作为厌恶性刺激。

厌恶疗法在临床上主要适用于各种癖症（如露阴癖、恋物癖等）、酒瘾、烟瘾、强迫症等。厌恶疗法应该在严格控制下使用，因为目前尚有两个争议的问题：一是技术方面的问题，从学习理论可知，惩罚具有一定的危险性，如临床案例报告有露阴癖病人经电击治疗后而导致阳痿，有些病人可能因惩罚而增加焦虑；二是伦理问题，惩罚作为一种治疗手段，可能与医学伦理学规范相冲突。

4. 放松疗法（relaxation training）　是按照一定程序有意识地控制和调节心身活动，降低机体唤醒水平和焦虑反应强度的一种训练方法。常用的放松疗法主要有：①渐进性放松训练：即让病人按照一定的顺序由头面部开始，逐步放松，放松过程依照先紧张后放松的原则来进行。②自主训练：即在指导语的暗示下，随着缓慢的呼吸，从上到下逐步体验沉重、温暖的感觉，以达到全身放松的一种方法。通过放松训练可以使病人产生与焦虑反应相反的生理和心理效果，如心率减慢、外周血流增加、呼吸平缓、神经肌肉松弛以及心境平静。放松疗法无禁忌证，老少皆宜，已广为应用。

5. 生物反馈疗法（biofeedback psychotherapy）　是借助一定的仪器设备显示病人的生理变化信息，让病人在认识这些信息的基础上学会有意识地调节、控制自身的生理变化，以达到治疗目的的一种自我调节方法。目前人们借助生物反馈仪有意识地控制心律、血压、皮温、胃肠蠕动、肌肉活动、汗腺分泌、脑电图、情绪紧张度等功能活动，达到防病治病的目的。依照生理活动变化方向不同，可将生物反馈疗法分为两类，即减低生理活动和增强生理活动。前者主要用于预防和治疗由于应激引起的病变；后者主要用于神经肌肉的训练和新行为的建立。

6. 自信心及社交技巧训练（assertiveness and social skills training）　是教会病人在社会环境中如何恰当地与人交往，用能够使对方接受的方式来表达自己的观点，既达到目的，又不伤害和贬低他人。社交技巧训练是应用行为学习原则进行社会技能方面的系统训练，可以帮助病人恢复自信，同时注重改善病人在现实生活中所存在的一些问题。训练的方法为，对病人社会行为（如与人交往的行为）进行直接的指导和帮助；让病人观察干预者社会行为方面的示范，或对其良好的社交行为给予积极、有效的社会反应；让病人在应激性境遇下进行练习（角色扮演），告知病人什么样的行为有效，并给予强化；布置家庭作业，以巩固新习得的行为。

7. 标记奖励法（token economics）　是给病人一定数量可以代币的筹码来奖赏其适应性行为，并用不予注意和不奖励的方法使已经建立的不良行为逐渐消失。这种方法所依据的是操作条件反射的正强化原理：如果在一种行为之后得到奖赏，那么这种行为在同样的环境条件下就会持续和反复出现；如果在一种行为之后不给予强化，那么这种行为就会逐渐减弱或消失。使用标记奖励法应注意：①确定明确的行为标准；②奖励标记应能引起病人的兴趣；③坚持及时兑现，而不能随意变动。

（二）适应证和评价

行为疗法的适应证一般包括以下几个方面：

1. 恐惧症、强迫症及焦虑症等。

2. 神经性厌食症、神经性贪食症、神经性呕吐及其他进食障碍，烟、酒及药物依赖等。

3. 阳痿、早泄、性高潮缺乏、阴道痉挛、性交疼痛等性功能障碍。

4. 同性恋、恋物癖、异装癖、露阴癖、窥阴癖、摩擦癖、性施虐与性受虐癖等。

5. 纵火癖、偷窃癖、拔毛癖等冲动控制障碍。

6. 注意缺陷障碍，品行障碍、儿童离别焦虑、儿童恐惧障碍、社交敏感性障碍等。

7. 儿童抽动症、慢性运动和发声抽动障碍等。

8. 遗尿症、遗粪症、异食癖、口吃等儿童行为障碍。

9. 学习障碍、考试综合征、电视迷综合征、计算机网络综合征。

10. 高血压、心律失常、胃溃疡等心身疾病。

行为疗法的着眼点是可观察到的外在行为或可具体描述的心理状态。如果被干预者的心理或行为问题能客观地观察和了解，就较适合采用行为治疗。例如被干预者只有怕见异性、怕接触与血有关的物品、强迫洗手等比较明显的单一症状，就可以试着运用行为疗法。但如果被干预者觉得对人生没兴趣，或不知将来去向如何等比较抽象的或性质模糊不清的问题，就不宜运用行为治疗。

（苏俊鹏）

思考题

1. 什么是心理干预及心理干预的原则？
2. 心理支持与疏导的基本技术有哪些？
3. 简述系统脱敏疗法的治疗步骤。
4. 简述理性情绪疗法的主要技术。

第七章 病人心理

1. 掌握病人角色及病人的心理需要。
2. 熟悉病人常见的心理反应。
3. 了解病人角色的适应与偏差。

护理工作的对象是人，不仅是有躯体、器官、组织病变的生物人，而且是有丰富内心世界和复杂心理行为的社会人。现代社会的疾病如卒中、偏头痛、胃溃疡等与病人的心理有着密切的关系，病人心理受疾病本身的影响，反过来又对疾病的发生发展产生重要影响，要治病首先要了解患病的人。正如古希腊名医希波克拉底所说："了解什么样的人得了病，比了解一个人得了什么病更为重要。"

第一节 病人角色

一、病人角色概述

疾病（disease）是指机体在一定条件下由病因与机体相互作用而产生的损伤与抗损伤过程，具有相应的功能、代谢和形态的改变，以症状和体征表现出来。病感（illness），也称病痛，是个体感到有病的主观体验，可由躯体疾病引起，也可由心理社会因素引起，并由此而产生求医行为。由于疾病或病痛而寻求帮助的人称病人（patient），包括那些在医院经过医生检查诊断为某种疾病的人，以及那些没有检查出疾病却有病感的人。

角色属社会学概念，是指人在一定社会结构或社会制度中占有的特定位置。每一种角色都具有特定的社会行为规范或行为模式，并具有特定的权利和义务。

（一）病人角色的概念

人患病以后就进入病人角色（patient role），又称病人身份（patient-hood），是医疗过程中的一种社会角色，病人角色的获得和公认，主要是医生依据有关医学标准确认其疾病状态。一旦病人身份确立，病人角色相应的权利和义务就从常态的社会人群中分离出来。尽管人的职业、地位、信仰、生活习惯、文化程度各异，所患疾病也不尽相同，但病人角色相同，人们期待他有与病人角色相应的行为规范。

（二）病人角色基本特征

1. 社会角色退化 病人角色被确认后，其原有的社会角色就部分或全部被病人角色所代替，也意味着原本承担的社会及家庭责任和义务被减少或免除，病人可获得病假休息和住院治疗的权利。此时病人角色在个体的全部社会角色中占了主导优势，甚至取代了其他一切社会角色。

2. 求助愿望增强　处于疾病状态的人，为减少病痛、驱除病患，都希望得到他人的帮助。虽然有些病人病前自身能力很强或社会地位显赫，但这时也会主动寻求他人的帮助，主动寻医或请他人帮助就医。

3. 自制能力下降　社会期望每个社会成员健康，因此当人患病后即被人们当做弱者加以保护，给予同情及关注，病人自己也会因为疾病，出现心身失衡、情绪多变、意志力减弱和自我调节能力、适应能力、控制能力下降等现象。

4. 康复愿望强烈　渴望尽快康复是一般病人的正常心理。几乎所有病人都不愿面对疾病带来的损害，因此每位病人都会根据自己对疾病的认识，选择自己认为最佳的康复方式，积极接受诊断、治疗和护理，争取早日康复。

5. 医患合作加强　积极主动地与医护人员、亲友或其他病人密切合作，尽快恢复健康是病人的应有行为，亦是病人摆脱困境应有的良好人际氛围，医护人员应充分理解并予以支持。

（三）病人的权利及义务

病人的权利及义务是指社会为病人这个特殊社会群体规定的权利和义务。

1. 病人角色权利　享有医疗和护理服务的权利，享有保守个人秘密的权利，享有被尊重、被了解的权利，享有了解自己病情处理意见及对其选择作出取舍的权利，享有监督医疗工作的权利，享有免除或部分免除其健康时所担负的社会责任和义务的权利等。

2. 病人角色义务　病人除享有的权利外，社会也要求其承担一定的义务。病人应该尽可能地及时就医，争取早日康复，寻求有效的医疗帮助，遵守医嘱，医疗中与医护人员全面合作，遵守医院的各项医疗规章制度，支付医药费用，病愈后及时出院等。

病人的权利和义务是相辅相成的，权利是履行义务的保障，而履行义务是享有权利的条件。

（四）病人的求医与遵医行为

1. 病人的求医行为　求医行为是指人患病后寻求医疗帮助的行为，它是病人角色行为的主要方面。求医行为亦是一种社会行为，可有三种类型：

（1）主动求医行为：即患病后主动寻求医疗机构或人员的帮助，是大多数病人都会主动实施的一种行为。这种行为还常见于一些对自身健康特别关注的个体、疑病症个体、有药物依赖的个体等，也可见于假冒病人角色者。

（2）被动求医行为：被动求医的病人多是无法实施主动求医或由他人发现有病，在他人劝说、督促下求医的病人。此类病人多为丧失意识的病人、儿童或自理能力下降的求医者，这类求医者往往是真正的病人。

（3）强制求医行为：强制求医者多为疾病本身可能会对社会、家庭造成危害者，亦属被动求医范畴，如自制力缺乏的精神病人、性病病人、急性烈性传染病病人等。此类病人本人无意求医甚至讳疾忌医，但疾病对人群健康有严重影响，必须给予强制性治疗。

影响求医行为的因素：据调查，急性病病人有 75％求医，而慢性病病人只有 20％求医，农村医疗条件较差地区有病不求医者较发达地区多。影响因素主要有对疾病严重程度、疾病预后、康复速度等认识不足，无主观症状，自我判断能力下降，对健康态度冷漠，经济困难，缺乏医疗卫生知识及就医条件等。此外，求医行为还与性格倾向、疾病体验、生存动机强弱等因素有关。

2. 病人的遵医行为 遵医行为是指求医行为发生以后，病人行为与医嘱的符合程度。

（1）遵医行为的分型

1）完全遵医行为：是指产生求医行为后，服从医护工作人员的指导安排，配合做好诊断治疗。

2）不完全遵医行为：是指不能全面地遵从医护工作人员的指导安排，甚至拒绝诊断治疗。

（2）影响遵医行为的因素：国内外调查资料表明，病人的不遵医行为相当普遍，约占就医人数的一半。一般是门诊病人、症状轻的病人、神经症病人、慢性病病人等不遵医情况多，而急危重症病人、住院病人、器质性疾病病人较少。不遵医行为多表现为怀疑检查结果或拒绝诊断，自行中断诊断治疗，不信任某医生另求诊治，不遵照医嘱规定的剂量、时间、次数服药，改变治疗方案，不听劝阻坚持不良行为习惯，"自我诊断"凌驾于医生诊断之上等。

二、病人角色的适应与偏差

病人角色具有社会特殊性，可能给病人本人及他人带来影响。在一定的社会文化背景中，并不是每个人都能成为角色扮演者，有的病人在从一般社会角色进入病人角色，或从病人角色返回到一般社会角色的过程中，存在角色适应和角色偏差。分析和认识这种现象，有利于护士认识病人的心理。

1. 角色行为强化 是指病人患病后出现心理反应过度的角色行为表现。突出特点是保持病人的现状，与疾病转归或痊愈过程不相符。表现为病人的依赖性增强，对自己的能力表示怀疑，过度要求别人照顾，或感觉病情严重程度超过实际情况，"安于"病人角色的现状。由于患病而"因祸得福"，期望继续享有病人角色所获得的利益，则小病大养。还有因家庭不和、人际关系不良等社会因素，不愿摆脱病人角色重返社会常态角色。

2. 角色行为缺如 是指本人意识不到疾病的程度，或有意否定其严重性，未能进入角色。特点是对疾病持否认态度，拒绝就医，常勉强承担正常的社会角色，使劳动、生活及学习效率降低，导致贻误治疗，病情加重甚至出现危险。

3. 角色行为消退 是指已经进入病人角色的病人，由于某些环境、家庭、工作以及社会角色、责任、义务等因素的吸引而走出病人角色，过早地转入社会常态角色，去承担其他角色的责任和义务的行为表现。多发生在疾病的中期，这对疾病的治疗和康复不利。

4. 角色行为冲突 病人在角色转换中，不愿或不能放弃原有的角色行为，与病人角色行为相互冲突。多因工作繁忙不能安心治疗，或不能放弃家庭责任而影响治疗等。另外，还因长期担当某种社会角色形成行为习惯，干扰病人进入病人角色。病人行为角色冲突多见于承担较多社会和家庭责任而且责任心和事业心较强的人。

5. 假冒病人角色 即诈病者。这类人本身并无病，但为了从患病过程中得到某种利益或逃避某种社会责任和义务而装病。

6. 角色认同差异 病人在转入病人角色后往往较多地强调自己的权利而忽略应尽的义务。医护人员通常从理性的角度看待病人，强调病人的行为应符合病人角色和身份，履行其义务。这种情况很容易导致医患纠纷的发生。

第二节　病人心理

　　病人的一般心理，指个体患病后围绕"病人"的特定概念而产生一系列心理现象。人一旦生病，他的工作和生活规律常被打乱，甚至受到完全破坏。这种变化可成为强烈的信号，冲击病人的内心世界，加上病痛的体验，改变病人的心理和行为。影响病人心理活动的因素，涉及疾病本身以及社会、心理、文化等多个方面。

一、病人的心理需要

（一）主要内容

1. 康复需要　病人的最大愿望莫过于尽快康复，健康成了病人的第一需要。他们十分关注病情的微小变化，稍有不适或病情反复就会出现寝食难安、情绪不稳定、心理压力增大等。病人希望医护人员采取最好的手段、最正确的方法，以最短的时间全力救治他。康复愿望的迫切有时会事与愿违，如有些胃肠手术后病人为重视术后的营养补充而违反了饮食治疗的原则，影响了康复进程。

2. 安全需要　病人在疾病治疗过程中往往会面临一些影响自身安全的因素，如交叉感染、药物毒副作用、检查、手术意外等，所以病人会格外重视生命安全和医疗过程的安全。

3. 尊重需要　病人由于患病使原有的社会角色丧失或减弱，进入新的角色。病人进入新的人际群体后迫切地希望被认识、被重视、被尊重，希望获得医护人员的特别关注，得到较好的治疗待遇。如社会地位较高的人会有意无意地显示自己的身份，以求得特别优待；有的人则通过与医护工作人员主动接触进行感情交流，以获得重视和良好的对待；也有的人可能希望得到一视同仁的关照等。

4. 归属需要　由于病人角色的特殊性，一时间丧失和减弱了各种社会角色，离开了熟悉的家庭和工作环境，进入了陌生的医疗环境，再加上疾病的折磨，病人往往比任何时候都更需要家庭、社会、医院及医护工作人员的支持，会产生非常强烈的归属动机，需要得到新环境人际群体的接纳、认可、欢迎，需要有人与之"同病相怜"、"患难与共"。

5. 安抚需要　病人因疾病的折磨更容易比常人表现出情感脆弱，即使平常意志坚强的人在疾病状态下也会软弱。病人有特别渴望他人同情、安慰的心理需要，往往出现情绪状态不稳定，易激惹、爱哭、任性、过分地担忧病情、行为幼稚、心理承受力降低，希望所有的人都能对自己体贴入微、关怀备至。

6. 刺激需要　寻求刺激是人的一种基本特征，病人也不例外。良性刺激对机体健康尤其对康复期病人的积极作用是显而易见的。病情严重时，追求新异探索活动等兴趣会减退，但并不消失，只是暂时被压抑，一旦从重病中解脱，即表现出需要刺激感和新鲜感。医院环境相对于社会大环境显得狭小、单调，病人活动空间受限，生活和消遣都不同程度地被限制或干扰。病人对此初期会感到茫然，随之会被厌烦所替代，觉得无事可干，度日如年。

7. 信息需要　病人在适应新环境、新角色中需要大量信息，主要是掌握有关疾病的信息，如诊断结果，治疗方案，自身疾病的进展和预后，医院的各种规章制度，医疗水平、医护人员个体的工作能力，甚至医德医风等。如不能及时得到相关信息，会使病人产生茫然感和焦虑。

（二）需要的特点

1. 需要内容的错综复杂性 疾病的状态下，病人身受病痛的折磨、面对陌生的环境、担心疾病的预后等可使病人迸发多种高强度的心理需要，如安全感、归属感、急迫获取病情信息等，呈现出心理需要的错综复杂性。

2. 主导需要的不稳定性 病人的主导心理需要常随病情变化而发生改变。当病情严重时，安全的需要变得突出，自我实现的需要暂时被压抑；病情明显好转，爱与归属的需要迅速上升；处于恢复期的病人，信息需要可由病情信息转为家庭、工作单位和国家大事等信息的需要。

3. 心理需要的特异性 每个病人都是活生生的个体，其切身体验和主观认知，与医护人员的推测存在较大差异。此外，处于病人的特殊角色背景下，其生理需要有时呈现心理意义。例如，通常健康人意识不到吃饭、呼吸、喝水、排泄、睡眠等对生存的重要性，而有些疾病可导致病人的生理需要特别强烈，如哮喘的病人对空气的需要、尿潴留病人的排泄需要、禁食病人的进食需要。如果不能满足，会给病人心理造成极度的痛苦，导致强烈的不安全感。

二、病人常见的心理反应

人在患病的情况下，不仅机体的生理功能发生改变，而且认知、情绪、意志等心理活动也会发生一系列变化，乃至对人格特征产生严重影响。心理行为变化发展到一定程度，可能形成明显的心理问题，影响疾病的诊治、护理和病人康复。

（一）常见的心理反应

1. 认知活动变化 有些病人患病后认知功能发生明显改变。

（1）主观感知觉异常：病人的躯体感受性提高，不仅对外界正常的声、光、温度等刺激十分敏感，甚至可觉察自己的心跳、胃肠蠕动或出现一些奇特的不适，对各种症状的敏感度增强。如主观感知常显得过重，与病理改变不平行。一些病人对身体位置与姿势也异常敏感，一会儿觉得被子沉，一会儿埋怨床单不平整，不时翻身难以入眠。有些病人的感受性降低，如对饮食的色、香、味感觉迟钝，吃饭如同嚼蜡；正常人认为美丽的颜色，却可引起病人的反感。此外，病人可出现时空知觉的异常，如住院病人总感到时间过得慢，特别是病情迁延、治疗效果不佳、疼痛的病人，常有度日如年的感觉；久病卧床的病人会感觉床铺摇晃，甚至天旋地转等。有些病人还可出现错觉或幻觉，如截肢的病人可能出现幻肢痛。

（2）猜疑与怀疑：病人对周围事物特别敏感，胡思乱想，惶恐不安，不信任他人，总觉得医护人员和家属对自己隐瞒重要病情。病人身体稍有异常感觉，便疑虑重重，胡乱猜测；担心误诊或吃错药、打错针，担心医疗事故或意外出现在自己身上；听到别人低声细语就以为是议论自己的病情严重，对别人的好言相劝半信半疑。病人缺乏根据地猜测整个医疗护理过程如病情进展、治疗、用药、检验等，影响对事物的判断。有的病人凭一知半解的医学知识，自我诊断和推断药物及预后，若与医生的诊断发生冲突，便怀疑诊断的正确性，不按医嘱治疗，不服用医生开的药。

2. 情绪活动变化 患病后最常见、最突出的情绪反应是焦虑、恐惧、抑郁、愤怒。

（1）焦虑：焦虑是临床病人最常见的情绪反应，是个体面临一种模糊的非特异性威胁和不知所措的不愉快体验，表现为对未来的莫名担忧，唯恐受挫。焦虑普遍存在于人们日常生活中，是一种保护性反应，适度焦虑有益于个体适应变化，但过度焦虑则对身心健康造成不良影响。

• 知识链接 •

病人焦虑的分类

病人的焦虑可分为以下三类：

1. 期待性焦虑　即面临行将发生但又未能确定的重大事件的不安反应。常见于未明确诊断、初次住院、等待手术、疗效不显著等情况的病人。

2. 分离性焦虑　病人住院，与他所熟悉的环境或心爱的人分离，便会产生分离感而伴随情绪反应。依赖性较强的儿童和老年人特别容易产生。

3. 阉割性焦虑　即自我完整性受到破坏或威胁时所产生的心理反应。最易产生这类反应的是手术切除某脏器或肢体的病人，有的病人即使对抽血、引流等诊疗检查也视为躯体完整性的破坏。

(2) 恐惧：恐惧是个体由于某种明确、具有危险的刺激源所引起的负性情绪。与焦虑不同，恐惧有非常明确的对象，往往是现实中一种无力摆脱的危险事物。引起病人恐惧的常见原因有：医院特殊的氛围，有一定危险性的特殊检查、手术，预后不良或威胁生命的疾病等。临床上以儿童和手术病人出现恐惧最为常见。

恐惧可导致病人心率加快、血压升高、呼吸急促、尿频尿急、肢体颤抖、烦躁、失眠、易激动、坐立不安、健忘等，并有恐怖、惧怕和不安的感受，伴发逃避行为。

(3) 抑郁：抑郁是以情绪低落为特点的消极情绪状态，常与现实或预期的丧失有关，如丧失健康、家庭、工作、前途、经济收入等。抑郁多见于身患重病、长期受疼痛折磨或久病不愈的病人，主要表现为轻重不等的消极压抑、郁郁寡欢、心境低沉、悲观失望、自我评价减低、孤僻少语，严重时悲观绝望，常有轻生意向和自杀行为。生理方面可能伴有食欲和性欲减低、睡眠减少、自主神经功能紊乱。抑郁者总是想到事物的消极面，常为一些小事而自责自罪，感到孤立无助。

(4) 愤怒：愤怒指个体因追求目标愿望受阻出现的一种负性情绪反应，多见于病人患病的初始阶段、疾病迁延不愈、治疗和康复受阻时。病人认为自己得病不公平，加上病痛折磨，生活不能自理，易焦躁烦恼，敌意仇恨，自制力下降，容易激惹，行为失控。尤其一些争强好胜的病人，看到事业及前途受到影响，更是容易出现不满。医患、护患冲突也易引起病人的愤怒。愤怒可导致病人的攻击行为，攻击的对象可以是使其受挫的人或事，也可以是自身，甚至迁移到无关的人和事。病人常为一些小事发火，毫无理智地向亲友、医生、护士等周围的人发泄。

3. 意志活动变化　治疗过程也是病人为达到康复目的而进行的意志活动。在这个过程中，病人会产生意志行为的变化，如有的病人变得盲从、被动，缺乏主见，甚至接受一些迷信的说法；有的病人稍遇困难便动摇、妥协，失去治疗的信心；还有些病人缺乏自制力，情感脆弱，易激惹等。临床病人意志活动的最显著变化是其主动性降低，顺从依赖。

4. 人格行为变化　疾病可改变人原有的反应和行为模式，甚至出现一些本不鲜明的人格特征；且个体患病前的人格特征也可影响其病后的行为。特别是患慢性迁延性疾病、难治之症、毁容、截肢等，甚至导致个体的基本观念发生变化，引起人格行为的改变。

• **知识链接** •

病人的人格类型

前苏联一位学者，曾按病人的人格表现将其对疾病的认识和态度归纳如下：

1. **精神衰弱型** 指对疾病充满不安和恐惧、坚信自己的处境极坏，并等待一切严重后果。病人失眠，多梦，意志减弱。

2. **疑病型** 病人有一定的医学知识，常读医书，常把医学书中叙述的症状想象成自己的，敏感多疑，主诉症状往往十分逼真；病人到处求医，尽管经多次检查都找不到疾病的证据。

3. **歇斯底里型** 病人的最大特点是极度夸大地描述自己的病情，逢人便说自己的病多么不一般。他们认为，自己的痛苦任何人都没有遇到过，始终说自己身体不适，企图引起周围人的关注。

4. **漠不关心型** 病人通常否认自己有病，甚至拒绝体检和医疗措施，有时面对严重疾病，病人情绪仍然很高，表现得像正常人一样。

5. **自我概念变化与紊乱** 自我概念包括自我认识（自我评价）、自我体验（自信与自尊）和自我监控，对个人的心理和行为起着重要的调控作用。由于患病，个体常会发生自我概念变化，对自我以及自我能力的评价处于紊乱状态，出现情境性自我贬低。主要表现为自尊心和自信心下降，自我价值感丧失。病人常有自我否定的诉说，认为自己没有能力处理问题；有些病人对存在的或感知到的躯体结构或功能上的改变表现出羞辱感、窘迫感和厌恶。如截肢的病人对损伤的躯体部分不看也不摸，故意遮盖或过于暴露；严重时可出现自伤行为，如自残、有自杀企图、过食或绝食等。

6. **其他心理变化** 临床上病人的心理上还会出现一些其他的变化，如心理防御机制的表现、情感反应等。

（二）影响病人心理的因素

影响病人心理的因素很复杂，可从生物、心理和社会这三方面来讨论。

1. **生物因素** 病人的心理反应受躯体疾病的影响很大，它与发病经过、严重程度、进展阶段及治疗措施密切相关。例如，急性病人和慢性病人、疾病早期和晚期、接受不同治疗手段等会各有其规律和特点。

2. **心理因素** 病人认知及人格方面的某些特征也会对其心理产生一定影响。

（1）认识与态度：一般来说，对疾病和手术有较正确的认识、文化程度较高的病人，或者术前痛苦较大并有手术愿望者，病后或术后心理反应通常较轻。对于手术病人来说，病程短、自觉症状轻微或影响外貌的手术，尽管从医疗角度看手术是成功的，但仍会引起明显的心理变化。

（2）性格特征：性格特征对病人的心理反应也有很大影响。例如，性格开朗、坚强者，对疾病痛苦的耐受性较强，对医院生活适应也较快，并能较好地与医护人员一起配合治疗，性格懦弱者则相反。

3. **社会因素** 社会生活造成的各种因素，特别是人际关系，同样会影响病人的心理反应。

（1）亲友与病人间的交往：病人，特别是得了同类疾病的病人的病情好转，可使另一病人得到心理上的宽慰。相反，若发生同类病友的病情恶化或死亡，则将加重病人中的恐惧和焦虑气氛。

（2）医护人员的言行：医护人员的威信和言行，对病人的心理有着明显的影响。如果病人与医护人员的关系不好，病人就可能失去安全感，丧失住院治疗的信心，以致发生不合乎医疗护理目标的行为。

（3）其他社会条件：首先是经济状况，尤其是家庭经济较困难的病人，常为高额的费用而担忧和焦急；职业差别及文化水平影响病人的自我评价和对病情、治疗的认识，从而影响与医务人员的关系和对疾病的态度，同样能直接作用于病人的情绪状态和行为。

此外，民族传统、风俗习惯、道德观念和受过的教育方式，都不同程度地与病人的心理反应有一定联系。

（贾丽萍）

 **思考题**

1. 案例分析一

苏女士应约到医院做腹腔镜检查，希望早一点做，但到医院后不久就开始落泪，坚持要回家。医生和护士设法与其沟通，让她放心，手术不会有任何痛苦，发生危险的可能性非常低，之后却又引出了她下面的一些恐惧。

（1）她的父亲、叔叔和哥哥都死在了这家医院，其中有两个是在手术中去世的。当时她还是个 10 岁的孩子，苏女士被告知她的父亲将要住院一两天，但是她从此再也没看到过父亲。她害怕自己也在麻醉中死去。

（2）许多年前，苏女士就被告知她应该在接受手术前停止吸烟。尽管手术前两周她能够停止吸烟，但是之前她吸烟约每天 10 支。她害怕这将会使麻醉变得危险。

（3）苏女士在电视节目中看到了一个病人在麻醉中出现的问题，她父亲也出现过问题。她想她这是在冒险。

（4）苏女士知道到了医院应该保持镇静，但是她害怕在住院后可能会有一两个小时单独在那里，没有人来照看她。

（5）最后，苏女士认为没有人可以听她说话。她认为她的恐惧在临床医生和护士看来是非常愚蠢的，他们不会认真对待。

请分析：

（1）苏女士的恐惧是否存在误解？

（2）请结合苏女士的恐惧分析她的心理需要。

2. 案例分析二

潘女士，发现胸部有肿块去医院检查。她告诉护士如果自己得了癌症就不能活了。

护士甲："癌症现在并不是那么可怕，治疗方法比过去有了很大进步。"

护士乙："可以看出您对将要诊断的结果非常担心，很多人都会这样。如果你真的得了癌症，我们会一起讨论怎样渡过难关。"

请分析：

（1）不同的语言对病人的心理影响有什么不同？

（2）你更赞同哪位护士的回答？为什么？

3. 案例分析三

师某，女，56岁，在她母亲刚去世后，自己被诊断为胃癌，因此变得非常消沉。虽然医生告诉她早期胃癌手术预后很好，但她仍然想到了死，对未来感到无助并感觉没有人关心自己，不和人接触，也很少做事，放弃了在大学任教的工作，并不愿去医院再作检查。

请分析：

（1）病人患病后出现了哪些心理反应？

（2）如果你是护士，你会如何帮助病人？

第八章　心理护理

学习目标

1. 掌握心理护理的概念、特点和原则。
2. 熟悉心理护理和整体护理的关系、心理护理的基本方法。
3. 了解不同病症、不同年龄病人的心理反应和心理护理要点。

随着生物-心理-社会医学模式的广泛应用和逐步深入，护理工作模式也转向了以人的健康为中心的系统化整体护理模式。护理工作更加注重满足人的生老病死等生命过程的护理需要，注重心理社会因素对护理对象健康水平的影响。这就要求护士必须掌握一定的心理护理方法和技巧，以取得最佳护理效果。

第一节　心理护理概述

一、心理护理的概念与特点

（一）心理护理的概念

1. 心理护理概念　心理护理（mental nursing）是指在护理活动过程中，护士以心理学的理论和技术为指导，以良好的人际关系为基础，积极影响和改变病人不健康的心理状态和行为，促进其疾病的康复或向健康发展的手段和方法。

2. 心理护理的意义　①有助于调整病人的心理，使之处于最佳状态，消除不良心理刺激，预防心身疾病的发生；②有助于协调各种人际关系，使病人适应医院环境，增加对医护人员的信任；③有助于调动病人主观能动性，使其积极主动地做好"自我护理"；④有助于护士不断进行自我认识和自我调节，培养自己稳定的心理素质，以健康而良好的心态完成护理工作；⑤有助于整体护理的进一步开展。

3. 心理护理与整体护理的关系　心理护理与整体护理关系密切。首先，整体护理思想的提出和新型护理模式的建立，肯定了心理护理对病人健康水平影响的不可或缺性；而心理护理在整体护理中独特的地位与作用也日益引起医护人员的重视；缺少了心理护理的内容，"整体"的含义则无从谈起，更无从体现。其次，整体护理的开展又促进了心理护理的深入和发展，没有整体护理就不会有心理护理，心理护理是整体护理的重要组成部分。最后，整体护理使心理护理的任务、实施方法及质量标准更加具体、明确与规范，心理护理使整体护理的内容、目标与过程更加系统与完善。

4. 影响心理护理效果的因素　①护士的综合素质：如护士的专业理念、心理学知识和技能、敬业精神、语言表达能力、一般能力水平等；②传统医学模式和护理模式的影响：如护理过程中只注重躯体疾病而忽略了心理社会反应，只注重人的共性表现而忽略了人的个性需求；③认识和管理的偏差：如护士对心理护理重要性的认识和态度、管理层对护士知识水平的要求等；④缺乏客观的评价标准：心理护理的一些资料是护士评估、分析后形成的，具有一定的主观性，有时难以量化和测量；⑤文化背景：通常不同文化背景的人会有不同的心理活动表现方式，如有人宁愿用行为发泄情绪，也不用语言表达，更不愿口头承认自己的情绪等。

（二）心理护理的特点

1. 广泛性与连续性　护士与病人接触的每一个阶段、每一个过程、每一项操作中都包含着心理护理的内容；心理护理并不是单一的过程，而是一个在心理护理目标、方法、时间、技巧方面都具有连续性的护理活动；在对病人进行心理护理的过程中，护士所表现出的心理素质、交流技巧、沟通方法、敬业精神、技术能力等，对病人的心理也会产生不同程度的影响。

2. 共性与个性　每一个人都要经历生老病死的过程，面对疾病与健康的矛盾，接受衰老与死亡的现实，因而会出现一些共同的心理需要与心理反应。但由于每个人的出生背景、成长经历、个人阅历、所受教育、个性特征的不同，所表现出来的需要与反应又有着明显的个体差异性。因此，护士在开展心理护理过程中，不仅要顾及到人的共性需求，还需针对每个病人的个性需要特点，给予恰当的帮助。

3. 社会性　人具有生物和社会双重属性，因而心理护理就不可忽视社会环境因素对病人造成的影响。在心理护理过程中，应采取适宜的方法帮助病人适应环境，协调好各种社会关系，充分发挥社会支持系统对病人的心理支持作用，满足其不同层次的社会需要，以取得预期的护理效果。

4. 预测性　"防患于未然"，充分体现了预防为主的健康理念，做好心理疾病的预防对心理护理同样重要。如果护士能通过早期的预防性评估，收集并分析相关资料，较为准确地预测病人潜在的心理问题，使心理护理措施及早开始并及时落实，即可减轻心理因素对健康所造成的不良影响。

5. 心身统一性　现代健康观认为，人的健康不仅仅只是生理的健康，还要有良好的心理状态和社会适应能力。人是心理与生理的统一体，因而心理护理与生理护理是相互结合、相互依存、相互影响又缺一不可的。

6. 技术无止境性　随着社会科学技术水平的发展和人的需求层次的提高，心理护理的内容与技术也必将不断丰富和发展，因而所需的知识与技术也必将是学无止境的。这就需要护士不断调整和丰富自己的知识结构，提高心理护理技术和能力，以满足人的需求水平的提高。

7. 不可测量性　在心理护理过程中欲取得良好的效果，除应掌握相应的心理护理技术外，护士的人格魅力、专业信念、个人意志、交流能力、综合知识等隐性因素，在心理护理中也会起重要的作用。这种隐性因素可以在护理过程中给病人自然、真切的感受，在不自觉中影响或改变病人的心理状态，因而是无价的，但也是不可测量的。

二、心理护理的目标

心理护理目标是护士在整个护理过程中通过自己积极的语言、态度、表情、动作、行为等影响病人，促使病人由于患病住院或其他原因所引起的适应不良得到改善。其最终目标是促进病人的发展，包括自我接受、自我尊重、自我完善、自我实现。具体目标如下：

1. 满足病人合理需求　全面评估和正确分析病人的不同需要是心理护理应达到的首要目标。人的生物与社会的双重属性，决定了人的个体化特征、成就动机以及对待疾病的心理与行为反应的不同。因此，护理工作应尽量满足病人不同的合理需求。

2. 创造良好护理环境　创造一个利于病人康复的心理与物质环境是做好心理护理的前提。护理中的"环境"，一般是指一切可能影响病人心理的外在条件，通常包括物理环境与社会环境。护士在创造良好"环境"中起着重要的作用，如护士对物理因素的有效控制、对各种人际关系的有效协调等。

3. 消除不良情绪反应　及早发现病人的不良情绪，采取有效的护理措施进行积极心理干预是心理护理的关键。现代医学研究表明，紧张、焦虑、恐惧等负性情绪是影响一个人健康的重要因素，溃疡病、高血压、冠心病、恶性肿瘤等很多疾病都与情绪因素有关。因此，护士在工作中应最大限度地预防、减轻或消除病人的负性情绪反应。

4. 提高病人适应能力　充分调动病人的主观能动性，促进病人自我发展是心理护理的最终目标。从护理的"整体"概念来看，健康与疾病不是相互对立的，而是个体的生理、心理与环境相互作用的连续生命过程。适应良好意味着健康，适应不良则可能陷入疾病。因此，在护理实践中，护士应帮助病人调整不良适应模式，建立完善的应对机制，支持和促进病人的适应能力达到较高水平。

三、心理护理的原则

1. 过程与动态原则　心理护理贯穿在疾病的发生、发展和转归的全过程中。由于每个病人个体的特殊性所在，心理护理的方式、方法可呈现出明显的动态过程。因此，让病人获得最大的安全感与满足感是心理护理的重要开端并应贯穿护理过程始终。

2. 交往与服务原则　心理护理是护士与病人在人际交往过程中进行的，病人对护士的信赖感是在交往中产生的，在交往中护士的角色是服务者，应起主导作用。通过交往可使护患双方相互了解、交流情感、沟通思想、协调关系，有利于护士为病人提供更好的技术服务与生活服务。

3. 启迪与针对原则　护士作为心理护理的主导一方，应充分认识到病人心理活动的普遍规律与个体的特殊性。应用科学的道理、通俗的语言、灵活的方法，有针对性地给病人以宣传、解释与启迪，在心理护理中做到"因人因地而宜，因事因情而异"，消除病人的不良情绪反应及其不正确的健康观和疾病观。

4. 支持与自护原则　处在特殊心身状态中的病人，有着强于常人的"归属"感。护士在护理过程中应给病人更多的温暖与关爱，增强战胜疾病的信心，还要注意发挥其社会支持系统的作用，提供更完善的精神和心理支持。当然，照顾和支持并不是完全替代，而是要力争让病人实现自我护理。良好的自我护理被认为是心理健康的表现之一。

四、心理护理的基本方法

任何护理活动都包含有心理护理的内容，许多情况下心理护理和躯体护理是无法截然分开的。因此，心理护理是以护理程序为框架展开与进行的。整个程序包括心理护理的评估→诊断→计划与实施→效果评价四个阶段。现简述如下：

（一）心理护理评估

1. 意义 心理护理评估是心理护理程序的第一步，也是关键的一步，包括心理资料的收集、整理与分析。资料收集是否完整，分析是否准确，直接关系到整个心理护理计划的准确性、可行性与有效性。

2. 途径 病人、家属、医生、病人的医疗文件、心理诊断结果以及相关的参考资料。

3. 方法 护士可通过观察、交谈、倾听、座谈、体检、测量、调查等手段，来收集病人心理状态的信息。记录资料时，主观资料应尽量用病人原话，客观资料应该用专业术语。

4. 内容 对所收集到的信息的参考价值，要根据病人的具体情况与护士的临床经验来确定。

（二）心理护理诊断

1. 选择 近些年来，护理诊断一直在发展和不断完善着，护士可根据其内容作出选择。

2. 排序 对确定的多个护理诊断，应按其轻重缓急进行排序，即将对生命最有威胁的诊断排在最前边。

3. 书写 按照 P：S E 公式进行书写，即将问题、症状及原因同时反映出来的护理诊断陈述格式，如"个人应对无效（P）：抑郁（S）与健康状况有关（E）。"

4. 鉴别 护士在做出护理诊断时应注意与合作性问题进行鉴别。

（三）拟订和实施心理护理计划

1. 拟订心理护理计划 选择和制定护理措施应注意的问题有：①病人的可接受性；②预期目标；③护士的能力；④措施的可行性。

2. 实施心理护理计划 实施过程即是贯彻落实各种方案与护理干预措施，将心理护理计划付诸行动的过程。

（1）建立良好的人际关系：护患间合作、友好的关系，可使心理护理工作顺利进行；同病房病友虽是一个临时群体，护士应注意协调建立病友间良好的人际关系，鼓励、促进、引导他们相互交流、相互关心、相互帮助；对于个性较特殊的病人，如性格内向、敏感多疑、情绪易变等，应引导病友多主动关心他们，多与其交谈接触，以减轻其孤独感与陌生感。

（2）争取病人社会支持系统的支持与合作：社会支持系统的支持可缓冲各种重大生活事件对病人的打击和影响，淡化心理刺激，是心理护理的重要力量。

（3）创造安全舒适的环境：环境可直接影响病人的心理活动，引起病人不同的情绪反应。例如，室内陈设、色彩光线、通风气味、温度、湿度等物理环境，以及风俗习惯、文化品位、价值观念、人际关系及医护人员的职业道德、技术水平、服务态度等社会环境，均可不同程度地影响病人的心理状态。

（4）寓心理护理于基础护理之中：就临床护理工作的特征而言，心理护理无处不在，只要开展护理活动就存在对病人进行心理护理和健康教育的问题。因此，重视生理与心理护理的结合，重视在各项基础护理工作中开展有针对性的健康教育，提高和改变病人对健康与疾病的认识水平，本身就具有深刻的心理护理内涵。

（5）适时进行心理治疗：心理护理中最常采用的心理治疗方法是支持疗法。在日常护理工作中，护士可针对病人的不同特点，采用安慰、指导、支持、疏导、激励、劝解、保证和环境调整等方式进行心理治疗和护理。

（四）心理护理评价

心理护理评价包括病人的心理状况有何变化，已经达到哪些护理目标，解决了哪些问题，对那些未达到的目标和未解决的问题，可将其作为新的信息反馈到新的心理护理程序之中，直至达到心理护理的目标。

第二节 不同病症病人的心理护理

一、急性病病人的心理护理

（一）急性病病人的心理反应

1. 意外事件 例如车祸、严重工伤事故、房屋倒塌、火灾、水灾、地震等。这些意外打击来势凶猛，损伤严重，病人又缺乏心理准备，一时难以适应，表现出不同程度的强烈心理反应。如恐惧不安、紧张无措，表情淡漠、呼之不应，理智丧失、行为退化，易激惹、易发脾气，依赖性增强等。

2. 疾病突发 例如心血管病、脑血管病、休克、大出血、高热、剧烈的疼痛等。这类病人平素自认为是健康者，或有轻微的症状但满不在乎，由于急骤发病而表现极度紧张，有濒死感等。

3. 慢性病恶化 例如癌症晚期、肝硬化合并肝功能衰竭、慢性肾功能衰竭、心肺功能衰竭等。这类病人长期经受病痛的折磨，机体处于衰竭状态，致使病人产生特殊甚至变态心理，如敏感多疑、易激惹、对康复丧失信心、悲观绝望、拒绝治疗、对医护人员冷漠无情等。

4. 自杀未遂 此类病人都有明显的心理社会因素，可表现出自制力减弱、缺乏容忍力、经不起打击和挫折；自杀者经抢救后，大多数病人感到后悔莫及，但也有少数自杀者因被救活而感到痛苦，表情淡漠，拒绝治疗等。

（二）急性病病人的心理护理

1. 抢救必须分秒必争 急性病病人往往求医心切，情绪反应强烈，因此稳定病人情绪十分重要。护士要以高度的责任心、同情心，立即迎接病人，自然诚恳地询问病情，沉着冷静、有条不紊、技术娴熟地进行抢救和护理，以护士特有的专业成熟性与权威感稳定病人情绪，给病人恰当的安慰和心理指导，使病人紧张、恐惧、焦虑等情绪得到缓解。无论病人的病情多么急迫、病症多么严重、病况多么复杂、病状多么惨烈，护士都不可在病人面前手忙脚乱、惊慌失措、大呼小叫。

2. 加强保护性措施 对患有特殊或严重疾病的病人，不可在其面前随意谈论病情，可单独和家属或单位领导进行沟通，说明病情或交流其他信息，做好保护性医疗工作；对病危或抢救进行中的病人，应尽可能做好家属工作，使家人有充分的心理准备并做好善后处理。

3. 做好心理疏导　护士应充分理解急性病病人和家属的心理特点，并给予宽慰及耐心的心理指导。特别是对拒绝治疗、愤怒、多疑等病人更应多加关注，使用认知疗法、心理疏导法，改变病人的错误认识，改善心理状态，调动病人的主观能动性，积极配合救治。

4. 创造良好的社会环境　创造舒适、安全、优美的治疗环境和人际氛围，指导病人社会支持系统的工作，以提高病人战胜疾病的信心。及时反映病人心理问题和合理要求并设法解决，也是促进病人康复不可缺少的心理护理内容之一。

5. 增强病人的安全感　此类病人大都求医心切，恐惧心理严重，一旦进入医院，顿有绝路逢生之感，要求甚多。因此，护士应在医院环境、接诊态度、护患关系、操作技术、工作作风等方面均给病人以最大的安全感，以稳定病人心理。

二、慢性病病人的心理护理

慢性病一般指由生物、心理、社会多种因素综合致病，病因复杂、起病缓慢、病程较长，或由急性病转为慢性过程的疾病。

（一）慢性病病人的心理反应

1. 过程心理　发病初期往往表现角色缺如；治疗过程中表现期望过高；随着病程和治疗的延续，表现出不同程度的挫折感，甚至产生悲观厌世心理。

2. 失助心理　患有不治之症或久治不愈的病人，会将期待转变为无能为力，陷于悲观绝望情绪之中，产生强烈的失助心理。其自信心和自我价值感丧失，怨天尤人或表现情绪木僵，麻木不仁。

3. 自卑心理　由于疾病的长期折磨，家庭、事业等方面均有一定的损失，因而此类病人易产生自卑心理。表现为情感失控，好发脾气、挑剔任性、敏感多疑，有强烈累赘感。

4. 孤独心理　慢性病病人由于长期离开家庭、单位以及外界社会，日复一日地过着单调乏味的疗养生活，深感自己的社会能力下降，产生孤独和无用感。

5. 依赖心理　慢性病病人常无端怀疑自己的健康状态，不能很好地配合治疗。容易对某些药物产生依赖心理，对其他药物则产生惧怕心理而拒绝用药。

6. 投射心理　不同性格的病人可表现出内向型投射心理或外向型投射心理。

7. 习惯化心理　长期沉浸在病人角色中的慢性病病人，会在心理上产生持续依赖医生、护士的治疗护理及他人的照顾，逐渐形成"病人角色"习惯化。

（二）慢性病病人的心理护理

1. 支持性心理护理　对慢性病病人的心理护理必须紧紧围绕慢性疾病病程长、见效慢、易反复发作等特点，调节情绪、变换心境、安慰鼓励，使之不断振奋精神，顽强地与疾病作斗争。

（1）身心同时护理：心理护理应当与生理护理结合进行，做到互相促进。例如，慢性病病人多出现疼痛、发热、呕吐、呼吸困难、心悸等症状，易引起不良情绪反应，护士应当亲切安慰，及时妥善处理，安抚病人情绪。又如，慢性病病人除每天口服药物外，还经常进行肌内注射或静脉滴注，这对那些痛阈值低的病人来说也常常引起焦虑，而技术熟练的护士常常取得病人的信赖，其中的心理护理效果不言而喻。再如病人的饮食，不仅要考虑到病人的营养需要和禁忌，也要讲究色、香、味、形、量以及就餐和康复的关系等生理护理，对病人心理的影响也产生于无形之中。

（2）丰富病人生活：在病人接受治疗的过程中，护士应注意丰富病人住院生活，因慢性病人大都空闲时间多，应根据他们的不同情况，组织必要的活动，如欣赏音乐、绘画、看电视、听广播等，活跃和丰富病房生活。

（3）给予关注鼓励：对于因病情反复和病程长而失去治疗信心的病人，更要多安慰、多鼓励；对垂危病人更要态度和蔼、语言亲切、动作轻柔，加强基础护理，使之生理上舒适，心理上也减轻对病危的恐惧；对性格内向的慢性病病人，还需要社会支持系统的情感支持。医护人员的鼓励和继续治疗的保证也是减轻或消除忧郁反应的最好措施。

（4）创造幽雅环境：慢性病病人的日常生活环境对病人心理具有很大的影响，护士应积极为病人创造或指导其营造幽雅的环境氛围。如色彩的应用、植物的选择、音乐的衬托、物品的摆放等，都会在无形中对病人的心理产生影响。

2. 积极开展心理治疗　认知疗法：让慢性病病人接受疾病存在的现实，"既来之则安之"。支持疗法：鼓励病人通过锻炼来改善自己的适应能力，激发其奋发向上的斗志，积极主动克服困难，争取各项指标达到最佳状态。行为疗法：可采用奖励法、自我调整法及生物反馈疗法，鼓励病人逐步摆脱"病人身份"，改变不良的躯体生理状态与心理状态，尽快康复。也可更有针对性地采用其他心理治疗方法。

3. 帮助病人克服习惯化心理　在慢性疾病的治疗过程中，既要教育病人积极配合治疗，又要鼓励其进行适当活动；既要劝说病人安心养病，又要鼓励他们为日后恢复工作进行准备，使病人摆脱依赖心理，克服习惯化心理，产生和保持要"康复"的激情和动机，以尽早达到心理上的康复。

4. 鼓励病人积极治疗原发病　根据实际情况加强功能锻炼，使病人最大程度地恢复身体各项功能。

三、手术病人的心理护理

（一）手术前病人的心理反应和心理护理

1. 手术前病人的心理反应　主要表现有：

（1）焦虑与恐惧：凡需手术的病人都会产生不同程度的焦虑、恐惧、紧张等情绪反应，害怕疼痛、死亡、意外、残疾、毁容等。

（2）依赖心理：病人渴望技术高明的医生为自己做手术，期待护士尽心竭力照护自己，因而对医生、护士往往产生依赖心理。

（3）自责心理：多数病人担心自己的疾病会给亲属、子女造成挫折，给他们增加经济或其他方面的负担等。

2. 手术前病人的心理护理　手术前做好病人的心理护理对减轻病人的心理反应非常重要。

（1）力求取得病人的充分信任：耐心听取病人的自我倾诉和要求，向病人及家属阐明手术的必要性、安全性、手术与不手术对病人健康的影响等，特别是对手术的安全性要作一定的肯定或承诺，要以咨询的权威性获得病人信任。

（2）提供相关信息：及时向病人和家属提供与手术相关的信息。①详细耐心地介绍病人的病情，阐明手术的重要性和必要性，尤其要对手术的安全性做出恰当的解释。对于手术复杂、危险性大的病人，应介绍医务人员是怎样反复研究其病情并确定最佳方案的，使病人感到医护人员对其病情十分了解，对手术极为负责。②提供有关医院规章制度及个人手术后生活护理等需要准备的信息。③用恰当的言语，使病人在轻松自如的气氛中了解手术过程中真实的痛苦体验、术后各种治疗护理措施及对病人的有关具体要求。④在提供信息的同时，随时估计病人的理解能力和决断能力，并及时评估病人的焦虑水平。焦虑程度高的病人往往理解能力低，应及时与病人进行耐心的讨论，纠正其各种误解和疑虑，使之全面、正确理解术前各种信息。

（3）帮助病人学习行为控制技术：如深呼吸、放松疗法、分散注意法、认知行为疗法等，以减轻紧张焦虑和手术后的某些不适。

（4）发挥病人社会支持系统的作用：术前可安排与已经手术成功的病人同住一室，安排家属及时探视，引导同事和朋友对病人进行安慰和鼓励，减轻病人的术前焦虑，增强其战胜疾病的信心。条件具备也可允许病人的家庭成员在手术现场，但要注意避免消极暗示。指导社会支持系统成员，适时安慰病人，减少其因病而产生的自责心、自愧心和自罪心等。

（5）手术室环境：手术室环境应保持整洁寂静，接送病人过程中要有专人陪伴，切忌将病人晾在一边。床单血迹、手术器械要掩蔽，医护人员谈话应轻柔和谐，遇到意外事件时要保持冷静，以免造成病人紧张。

（二）手术后病人的心理反应和心理护理

1. 手术后病人的心理反应 主要表现有：

（1）烦躁抑郁：手术初期由于伤口疼痛、身体虚弱，会出现情绪烦躁、心境不佳。手术后期疼痛减轻、烦躁逐渐平息，转而出现忧郁反应，对周围事物不感兴趣。

（2）角色行为强化：有些病人因为手术刺激，强化了"病人角色"，可出现心理退化现象，表现为疼痛反应极为强烈，疼痛时间延长，对各种不良刺激的耐受性降低等。

（3）担忧心理：手术效果如何，是术后病人主要担忧的主要问题，因而敏感度增加，把术后不适感作为判断手术是否成功的臆想标准，产生沮丧、埋怨、憎恨等心理。

（4）投射心理：急性外伤手术后，随手术后时间的延迟，可能出现反应淡漠、无欲状，紧张、恐惧、悲痛、悔恨，甚至绝望心理。

（5）缺失心理：特殊手术可出现缺失心理，如中年男子前列腺手术后，可能引起性功能障碍和性心理障碍；生殖器官切除术后的病人可能产生阉割心理；女性乳房根治术后常引起抑郁情绪；截肢后常有幻肢症或幻肢痛；颈部手术后可能出现失音和语言障碍等。

2. 手术后病人的心理护理 做好手术后病人的心理护理对促进病人的康复有重要作用。

（1）及时告知手术情况：如手术是否顺利、病灶是否切除等都应及早告知病人，并有针对性地解除病人和家属的疑虑。

（2）帮助病人缓解疼痛：疼痛的主观感觉个体差异较大，与手术部位、方法、个体的疼痛阈值、以往经验和耐受力等均有关。对那些不能忍受疼痛而焦躁的病人要给予同情和理解并引起重视。护士应从每个具体环节来减轻病人的疼痛，如采用自我暗示疗法，指导病人暗示自己"术后疼痛是一种正常情况，是暂时的"；适当地帮助按压伤口，鼓励咳嗽排痰，以减轻咳嗽时伤口疼痛及伤口裂开的顾虑；剧烈疼痛者应遵医嘱给予镇痛药；还可应用注意力转移法，给病人播放喜欢的音乐以减轻其疼痛。

（3）预防术后不良反应及并发症：术后病人平静下来，一般会出现疼痛解除、轻松安慰的感觉。但也有因手术产生一种心理缺失感或不完整感而出现抑郁心理反应。主要表现为不愿说话、不愿活动、易激惹、食欲减退及睡眠不佳等。病人的这种心理状态如果不及时地排解，必将影响病人及时下床活动，从而影响病人心、肺及消化等功能，容易产生营养不良、静脉血栓或继发感染等。所以，要努力帮助病人解决抑郁情绪。对于抑郁病人，要准确地分析病人的性格、气质和心理特点，注意他们不多的言语含义，主动关心和体贴他们。某些生活不便处要细致照顾，如喂饭、协助写信等，使病人意识到既然已顺利渡过手术关，就要争取早日恢复健康。

（4）加强术后康复指导：病人术后恢复过程中会出现依赖性增强、行为退化等心理反应，如不敢早期下床活动、不愿离开医院怕造成危险等。对此类病人应加强自我教育，减少病人角色强化行为，调动病人主动性，鼓励并协助早期活动，以促进其痊愈。

（5）注重特殊病人的术后心理护理：部分病人手术后可能造成机体某些生理功能的破坏或残缺而产生缺失心理，尤其是突然致残，会给病人心理上带来巨大的创伤。所以对可能致残的病人，护士术前要交代清楚，并施以同情、理解，给予支持和鼓励，让他们勇敢地面对现实，迎接生活的挑战；术后鼓励病人积极对待人生，加强心理疏导，使病人看到希望，勇敢地面对现实、接纳现实，并应提出进一步的补救措施，例如安装假肢、假眼球等。

四、恶性肿瘤病人的心理护理

（一）恶性肿瘤病人的心理反应

1. 发现期　初期会产生极度恐惧心理和急于求证的焦虑情绪，表现为急于四处求医，奔波于很多医疗机构和医生之间进行检查。

2. 确诊期　一经确诊为恶性肿瘤，病人心理反应会出现以下表现：

（1）休克-恐惧阶段："谈癌色变"，认为被"判了死刑，缓期执行"。表现为心慌气短、惊恐万状、烦恼不安、悲伤痛哭、茶饭不思等。

（2）否认-怀疑阶段：怀疑诊断正确与否，到处求医，极力想否定恶性肿瘤的诊断结果，表现为心情紧张，坐卧不宁。

（3）愤怒-沮丧阶段：一旦证实诊断，会出现愤怒、沮丧，易激惹，悲伤绝望心理，甚至自杀行为。

（4）接受-适应阶段：随着时间推移，情绪虽慢慢平静，但可出现抑郁和悲伤，这些情绪反应可一直持续于整个治疗过程。

3. 治疗期　由于治疗的副作用或病情变化，病人的情绪也往往随之变化。手术治疗者，可出现缺失感；放疗和化疗者，常陷入严重的"趋-避"式冲突中；治疗的挫折会加剧情绪应激，甚至产生中枢神经系统的功能障碍，如定向力障碍、幻视幻听、精神错乱、智能障碍、谵妄、嗜睡和人格改变等。

（二）恶性肿瘤病人的心理护理

1. 科学认识，保持良好心态　护士应加强对恶性肿瘤科普知识的宣传，向病人灌输有关医学知识，使其认识到虽然恶性肿瘤是一种严重威胁人类健康的疾病，但只要早期发现，及时治疗，积极配合，保持良好的心理状态，树立信心，癌症是可以治疗的，即使不能痊愈，也可延长寿命。对有"疑癌"心理的病人，则早期开展此项工作效果更佳。请痊愈的恶性肿瘤病人"现身说法"也可获得显著效果。

2. 面对现实，正确履行告知　恶性肿瘤诊断明确后，由于担心病人一旦得知真相，即会变得极度恐惧、紧张、悲伤、绝望，改变全部的工作生活规律，因此，告知病人确诊结果就成了医生、护士与病人家属的难题。护士应根据病人的人格特征、适应能力、病情轻重、病程及对恶性肿瘤的认识等，和家属共同商讨，慎重地决定是否告知、由谁告知、何处告知、何时告知、如何告知等。在告知前，护士应为病人作好充分的心理调整和准备，以最轻的心理反应接受现实。

3. 引导病人，恰当应用心理防卫机制　恶性肿瘤对病人生活而言无疑是极大的挫折，可使病人心身均受到严重损害，甚至陷入"确诊消息—情绪应激（悲愤、恐惧、焦虑、抑郁）—免疫能力下降—病情加重—情绪更加消极"的恶性循环。护士可采用心理支持疗法，引导病人恰当地使用心理防卫机制，根据病人的具体情况运用解释、疏导、安慰、鼓励、保证、倾听、交谈等手段，使病人获得信心和希望，缓解病人的心理压力和紧张情绪。这些方法具有"支持"和"宣泄"的双重治疗作用，这种心理支持应该无条件地给予，因为所有病人都需要。

4. 加强护理，做好心理和物质准备　恶性肿瘤的治疗方法多为手术、化疗和放疗等方法，有较严重的创伤性和毒副作用，给病人带来极大的痛苦。因此，治疗前护士应指导病人做好心理和物质准备，正确介绍手术、化疗、放疗的作用、意义和可能的并发症，树立坚持治疗，忍耐毒副作用，战胜疾病的信念。允许病人试用无损正常治疗和病情的支持疗法，如中药疗法、音乐疗法、气功、静默、想象疗法等以获得慰藉。根据治疗方法做好物质准备，如有脱发者可备假发，有恶心、呕吐者备好缓解药物等。

五、传染病病人的心理护理

（一）传染病病人的心理反应

1. 自卑孤独　传染病病人往往会在心理和行为上都主动与周围人划上一条界线，自我价值感会突然降低。

2. 回避心理　竭力回避疾病名称，例如把肺结核故意说成是"肺炎"，把"肝炎"说成是"胆道感染"等，恐被人鄙视和厌恶。

3. 愤懑情绪　悔恨自己疏忽大意，埋怨别人传染给自己，甚至怨天尤人，认为自己倒霉，出现迁怒、易激惹等表现。

（二）传染病病人的心理护理

1. 科学认识传染病　护士应理解传染病病人的心理反应及其情绪变化规律，向病人及其亲朋好友解释所患传染病致病源的性质、传播途径和预防措施。指导病人以科学的态度认识传染病的危害性及隔离的意义，自觉遵守隔离制度，逐渐适应暂时被隔离的生活，积极配合治疗，争取早日康复。

2. 创造良好探视条件　因为传染病病人只能在规定探视时间和亲友会面，护士应尽量创造良好的探视条件，如电视探视、适当增加探视次数、不要随意中断病人与探视者的交谈等，尽可能满足病人的需要，消除有碍于疾病好转和康复的消极情绪和不必要的顾虑。

3. 树立信心、战胜疾病　某些传染病根治较困难，病程较长，并有难以治愈的后遗症。因此，这类病人容易悲观、失望、敏感、多疑，他们变得格外关注自己，往往主观地揣度别人对自己和疾病的看法，十分焦急地收集有关的信息。护士应根据这些特征劝慰病人积极配合治疗，密切护患关系，使隔离病人感到护士是自己精神上可靠的支柱，增强战胜疾病的信心。

4. 预防心理创伤　护士还必须注意在病人面前不能有丝毫怕被传染的言语、表情和行为，防止病人因被隔离而产生过度焦虑，造成不良的心理创伤。

六、重症监护病人的心理护理

（一）重症监护病人的心理反应

1. 初期恐惧与否认　恐惧和否认是一种合理的心理反应，是原始的心理防御机制，反应突出表现在初入病房的第1～2天，以后的几天内可反复1～2次。

2. 中期忧郁　这是一种心理损失感的反应。病人感到失去工作能力和自理生活能力，为家庭担忧，对一切事物都不感兴趣，自我评价过低，消极意念增强。

3. 撤离焦虑　许多病人由于对离开监护室缺乏足够的心理准备或已对监护病室产生依赖，在离开监护室时怕不安全而产生焦虑反应。

（二）重症监护病人的心理护理

1. 护士一般可以用简单的心理安慰、适当的保证，减轻病人初期的恐惧心理，以尽快适应监护病房环境；当急性症状略有控制，病人心理上否认自己有病或认为虽有病但并不需要住进监护病房时，护士应耐心解释，说明监护对于这种疾病恢复的重要性，同时做好生活上的周到护理。有时心理否认反应可以防止过度恐惧的心理，护士应善于引导。

2. 对于中期忧郁的病人，护士应向病人说明目前病情和进入监护室的必要性和安全性，并帮助病人解决家庭和生活中所担心的问题，有利于忧郁的消除。

3. 对于即将撤离监护室的病人，护士应做好告知工作，对各个治疗项目不可停止，以解除后顾之忧，减轻病人焦虑反应的程度。

七、疼痛病人的心理护理

（一）疼痛的概念和特征

1. 疼痛的概念　疼痛是个体对现实刺激和已存储的经验相互作用而产生的主观感受和体验。它是临床上许多疾病的常见症状，也是人们求医的常见原因。

2. 疼痛的特征　疼痛具有明显的心理生物学特征：①引起疼痛刺激的范围很广，机械、温度、电或化学的刺激均可引起，只要达到组织损伤的程度，就可在任何部位产生痛觉；②疼痛的性质多种多样，最常见的如隐痛、刺痛、钝痛、灼痛、酸痛、牵涉性痛等；③疼痛完全是高度个体化主观体验，且与过去"经验"有关，它的出现与强度总是与个体的心理状态紧密相关，并常常与不悦情绪相伴随；④疼痛具有明显的个体差异且不易适应；⑤疼痛具有积极和消极双重意义，或具有生物学保护性意义，或成为破坏心身健康的不良刺激。

（二）影响疼痛的心理社会因素

1. 心理因素对疼痛的影响　①人格：如一般性格外向及稳定型人格痛阈高，对疼痛的耐受性也强；②情绪状态：如抑郁常引起慢性疼痛和持续性疼痛，愤懑心理可加剧疼痛；③注意：集中注意力可使疼痛加剧，分散注意力可减轻疼痛；④早期经验：儿童时期的疼痛经验可影响成人后对疼痛的感知和耐受性。

2. 社会因素对疼痛的影响 ①民族与文化：不同文化、不同民族的人对疼痛的耐受性有所不同，文化落后的民族痛阈较高；②社会群体的影响：个体的痛觉阈值高低受到群体关注程度的影响；③年龄、性别的差异：疼痛感觉随人的不断成长而完善；④医源性疼痛：不当的药物、手术、言语、表情及各种不良暗示，可增强疼痛的敏感性；⑤宗教与信仰：宗教可能通过他人暗示与自我暗示，或通过意识转化对一个人的疼痛耐受性产生极大的影响。

（三）疼痛的心理评估

1. 癔症性疼痛 突出征象是严重的慢性疼痛。可见于身体任何部位，但以头颈、心前区和下背部为多；疼痛部位与神经解剖位置不一致；疼痛的性质、强度不断改变，可从钝痛至锐痛，疼痛申诉明显夸大，无器质性损害的证据，但与注意和暗示密切相关；有较明显的社会应激因素存在，并与疼痛的出现或恶化有关；疼痛能使病人回避某些对他不利的事件或得到某些社会支持。

2. 焦虑性疼痛 多见于头颈、心前区等部位；体格检查可见肢端震颤、腱反射活跃、心动过速和瞳孔扩大等紧张体征；急性焦虑发作时可有过度换气，进而引起头晕、头痛、手足麻木、心前区不适，常伴有窒息感、濒死感，乃至昏厥，每次发作约 15 分钟。

3. 抑郁性疼痛 常诉其多部位性质不同的疼痛，但以头部为主；除各种疼痛外，还有情绪低落、愉快感丧失、睡眠障碍、食欲下降、体重减轻及抑郁性认知、消极自杀的观念或行为等；疼痛对止痛剂无效，而对抗抑郁药却有较好的效果。

4. 躯体妄想性疼痛 如精神分裂症或严重疑病的疼痛。这时既无组织损伤又无生理障碍，病人主诉的疼痛含糊且不能用一般解剖生理解释，用精神治疗可以解除。

（四）疼痛病人的心理护理

1. 解释与支持 应耐心倾听病人关于疼痛的主诉，同情关心病人，充分理解病人，给他们倾诉的机会并做出针对性处理。应该相信病人对疼痛的陈述，理解和关心病人痛苦，允许他们呻吟。在充分信任、接受的基础上，向病人解释疼痛的原因及规律性，以减轻疼痛病人的焦虑、恐惧、抑郁情绪。可采用自我意志法、分心法、语言劝慰法、行动转移法、释放压抑情绪法和自我调控法等，改变其消极情绪状态，从而使疼痛减缓。

2. 转移注意力 转移注意力可使疼痛处于抑制状态，使痛感明显减轻。例如，有经验的护士给病人注射时，常边攀谈边进针；医疗性体操、旋转运动和按摩等体育疗法，不仅能够转移对疼痛的注意力，缓解疼痛，而且能够帮助病人藐视疼痛，树立生活信心，对疼痛病人具有积极意义。同时，灵活配合心理疗法，尽量减少止痛药物用量，即使在用药时也应尽量用明确坚定的语言对病人施加暗示影响，或转移对疼痛的注意力，以增强镇痛效果。对急性病病人尤应重视，注意严密观察，以免延误病情。

3. 生物反馈疗法和松弛疗法 疼痛病人常伴有明显的情绪紧张，用生物反馈疗法和松弛疗法可减轻疼痛。常用的松弛疗法有调息法、气功、肌肉顺序收缩松弛法、冥想等；生物反馈疗法是一种自我放松训练疗法，可治疗心理生理性疼痛，如紧张性疼痛、偏头痛等。

4. 行为疗法 疼痛行为可以通过学习发生，也可以通过学习来矫正。如无痛分娩常用形象生动的宣传教育，使产妇分娩前充分了解生殖器官的结构与功能、胎儿在子宫中正常的位置、分娩过程中子宫的收缩、胎儿的推进以及产道相应的变化等。这样做，可使产妇事先作好充分的心理准备，排除"分娩疼痛"的传统理念，减轻甚至消除分娩疼痛。

5. 暗示　疾病带给病人的痛苦，医院环境、疾病性质的消极自我暗示和病人间的相互暗示，都可对病人的痛阈和耐受性等产生特殊的影响，所以用积极的暗示可治疗或缓解疼痛。如安慰剂的使用，有时可有效地缓解疼痛。某些医生的权威作用可明显增加疗效也是暗示的作用。

6. 功能训练与配合用药　疼痛病人常因疼痛而减少体力活动，使机体功能衰退，因此要鼓励病人活动，进行功能训练。对持续疼痛的病人，镇痛和镇静药的给予应有规律，最好在病人的参与下订出给药时间，按时给药。对临终病人的剧烈疼痛，应不受使用成瘾药的限制，尽量使病人保持舒适和安静。

第三节　不同年龄阶段病人的心理护理

一、儿童病人的心理护理

（一）乳婴期患儿的心理反应和心理护理

1. 1 个月以内患儿　此期患儿受到注射等疼痛刺激后，皮质下中枢兴奋而影响大脑皮质活动，可产生惊骇、哭叫、全身运动反应。新生儿往往以不同音调的啼哭声表达不同的心理需要，如饥饿、便溺、不适、疼痛等。护士可从啼哭声中判断原因，给予护理。护理时动作要轻柔、减轻对患儿的过强刺激而造成不必要的损伤。

2. 1 个月～1 岁患儿　2～3 个月的新生儿可以有六种情绪反应；5～6 个月时，对情感的需要更加迫切，需要陪伴、玩耍、爱抚和情感交流。因此，护士要以爱抚的方式护理患儿，亲近患儿，经常抱抱、抚摸、逗引、玩耍，用呀呀语与患儿进行语言交流。

3. 1～3 岁患儿　常见的有以下心理反应：

（1）母爱被剥夺感：住院患儿无母亲陪伴，就会产生母爱被剥夺感或产生分离性焦虑。护士应尽量做好母亲陪护工作，使患儿和家长都得到心理上的满足；如果医院小儿科执行无陪护制度，护士则必须承担起母亲的角色，使患儿在母爱中得到安慰。

（2）皮肤饥饿感：幼儿生病时，皮肤饥饿感比平时更强烈，护士要尽量满足患儿的心理需要。一般可采取全身搂抱、抚摸背部、抚摸上肢、抚摸头部等方法。

（3）偏食习惯：患儿开始时对医院饮食不习惯，不愿吃或不吃，特别是对低盐、无盐等治疗饮食常因无滋味而拒绝进食。此时，护士应教育患儿不挑食、讲明治疗饮食对促进疾病早愈的意义，采取鼓励法、诱导法、奖励法等帮助患儿进食。

（二）幼儿期患儿的心理反应和心理护理

1. 恐惧情绪　恐惧是患儿入院后首先产生的心理反应，表现为哭闹、拒食、睡眠不安等。其原因主要有：①疾病给患儿带来的躯体不适；②各种注射、诊断等操作给患儿带来的不安；③医院陌生的环境给患儿带来的不适应。护士应用亲切的语言、和蔼的态度与患儿进行情感交流。如介绍病房的环境与同病房的小病友；在生活上给予细心照顾；在每次护理、治疗性操作之前，要说明对治病的好处，操作时一定要敏捷、准确和轻巧。切忌使用强迫和恐吓的方法使患儿顺从。对患儿配合治疗的积极表现，应及时给予赞扬和鼓励，使患儿增强勇气，克服恐惧，保持愉快情绪。

2. 被动依赖倾向　患儿在住院期间表现出行为退化，自己能做的事也不去做，完全依赖父母或护士。尤其是独生子女，由于家长娇惯、溺爱和在家中地位特殊，患病后更是有求必应。家长这种过度保护行为更强化了其依赖心理，使其依赖性更加明显。护士应满足患儿的生理、心理需要，随着病情的好转，逐渐引导其主动做些力所能及的事情。但要注意保护患儿的自尊心，对正常范围内的依赖心理要理解和支持。

（三）学龄期患儿的心理反应及心理护理

学龄期在儿童心理的发展上是一个重要转折时期。住院后，患儿由于离开父母、老师、同学，来到一个陌生环境，加之疾病的影响，易产生恐惧不安、悲伤、胆怯、孤独等心理反应。对于这些大龄患儿，护士要为其创造舒适、愉快的环境，生动、活泼的生活气氛，热情安慰、鼓励患儿树立信心，发扬勇敢精神。为使患儿不感到孤独和寂寞，可嘱其家长定期来看望患儿，以满足患儿渴望得到父母爱抚的心理需要。

（四）青春期患儿的心理反应与心理护理

青春期是儿童幼稚与成熟、独立性与依赖性、主动性与被动性等矛盾交错的时期，他们既表现有成人的心理，又有孩童的幼稚与盲目性，感情不易自控。青春期患儿由于疾病的痛苦和体弱、诊疗的不良刺激，可出现焦虑、忧郁、闷闷不乐、睡眠不良等表现。也有的患儿怕耽误了学习跟不上班，怕留级等而导致顾虑重重。重病患儿有悲观失望的痛苦和对死亡的探究心理。护士除精心治疗和给予患儿细心照顾外，还要注意调整患儿的情绪状态，尤其对慢性病和重病患儿应予以心理支持，鼓励其树立信心，保持乐观的情绪。应注意充实丰富患儿的生活内容，如看小画书、讲故事、做游戏、下棋、看电视、听广播等，使患儿不感到生活单调乏味。要尊重患儿的人格，保护其自尊心，满足他们对疾病了解的需要，要亲切和蔼、恰如其分地给患儿解释病情，指导他们以良好的情绪配合治疗和护理。

二、青年病人的心理护理

（一）青年病人的心理反应

1. 震惊 生病住院对青年人是很大的震惊，会显得格外紧张、焦虑和不安。

2. 否认 开始常不相信医生诊断，担心被别人耻笑或歧视，往往否认有病，直到体力不支时，才逐渐默认。

3. 主观感觉异常 青年人活泼好动，住院后其活动将受到一定限制，一旦承认有病，主观感觉异常敏锐、好奇、有顾虑。

4. 情绪不稳定 对疾病的情绪反应强烈而不稳定，病情稍有好转就盲目乐观，不想认真执行医疗护理计划。但病程稍长或有后遗症时，又易自暴自弃、悲观失望，从一个极端走向另一个极端，情感变得异常抑郁而捉摸不定。

（二）青年病人的心理护理

1. 青年人向群性强、重友谊，最好把青年病人安排在同一病室。他们在一起可激发生活的乐趣，消除孤独感。

2. 引导他们正确对待人生道路上的挫折，认识理想与现实之间的辩证关系，帮助他们客观地面对疾病。

3. 主动征询病人的疑问，及时解答，满足青年人探索心理的需要。

4. 注意尊重他们，调动病人积极性。对于他们主动配合医疗护理计划的表现，应多加表扬鼓励，对不良行为要恰当地批评。

5. 青年病人心理活动错综复杂，变化无常，有明显的两极性。要密切观察其情绪状态，及时调整他们的心境，多给予心理支持，耐心疏导，预防可能发生的不良后果。

三、中年病人的心理护理

（一）中年病人的心理反应

1. 精神压力大 轻者焦虑、抑郁，重者悲观、激愤。他们为自己的工作、事业的损失而忧虑，为今后能否坚持工作而担心。

2. 疑心重 中年人在体力和精力上都达到了顶点，开始向老年期过渡，体力的减弱使人感到"未老先衰"。有些中年人常常怀疑自己得了不治之症，对医生的治疗和仪器检查疑虑重重。

3. 行为退化 中年病人可表现行为退化，以自我为中心，希望医护人员多照顾自己。兴趣转移，情感脆弱，好发脾气。有的自主神经功能紊乱，出现更年期综合征。

4. 理智感强 中年人的道德感、理智感和美感都比较成熟，对现实有自己的见解，自我评价明确，自我意识发展有较高的水平，对挫折的耐受力和疾病的承受力较强，他们能较好地配合治疗和护理。

（二）中年病人的心理护理

1. 充分激发自身能动作用。中年人对现实有自己的见解，自我意识发展到较高水平，对躯体疼痛与精神挫折的忍耐力一般都较强，可以较好地配合治疗和护理。中年病人往往是护理计划的制订者、参与者、实施者与完成者之一，在进行护理活动时应充分发挥其自身的能动作用。

2. 对预后不良或患了绝症的中年人，会使他们陷于悲观失望的境地，认为生活已无希望，价值感丧失，产生绝望心理。护理过程中，对他们表示深切同情并给予开导是护士特别突出的任务。临床上常能见到不少中年病人，病前也很善于开导别人，但自己遭受疾病挫折后，反而不够理智。因此，有效地对此类病人进行心理调整和心理疏导，是整个治疗和护理工作的重要内容。

3. 中年人往往有较稳定的行为模式和不利于治疗的生活习惯，如熬夜、吸烟、喝酒、饮食等嗜好。对这些行为可借助适当的心理治疗加以矫正或训练。

4. 对更年期病人，护士应指导病人正确对待，为病人创造良好的治疗和护理环境，教会病人调控自己的情绪，保持有规律的生活，以平稳度过更年期。

5. 应积极主动地向病人的家属、工作单位建议，妥善安排病人所牵挂的人和事，尽量减少病人在治疗养病期间的后顾之忧。此外，引导病人消除心理矛盾，解除猜疑，一旦产生某些症状，应消除对它们的恐惧和疑虑，树立治好疾病的信心。对于生理、心理功能减退的事实，应该采取客观的态度，鼓励他们充分发挥主观能动性，配合医护人员尽快医治疾病。

四、老年病人的心理护理

（一）老年病人的心理反应

1. 否认 老年病人由于害怕自己年老多病遭家人的嫌弃而拒绝承认有病，拒绝就医。

2. 自尊 老年病人一般自我中心意识较强，对因病而失去"独立"能力而感到悲观，表现出不耐烦、不服从安排、争强好胜等。

3. 恐惧 老年病人对病情的估计多为悲观，对痊愈往往信心不大，表现为焦虑不安。当意识到病情较重而死亡有可能来临时，可出现恐惧、易激惹等情绪反应。

4. 自卑和抑郁 老年人住院后，孤独感和疏离感会加重，自卑自怜，突出表现为价值丧失感。

5. 幼稚 如有的表现天真，情绪波动大；有的希望被重视、受尊敬，喜欢颂扬他们的功绩；有的小病大养，表现出角色强化行为。

（二）老年病人的心理护理

1. 尊重、重视 老年人由于在社会和家庭中有一定地位，他们需要被重视、受尊敬。护士对他们应该使用亲切和尊敬的称谓；对他们的一般要求，只要不违背原则，均应尊重或尽量满足；对他们的建议和要求不论是否正确，必须仔细听取，认真对待；对个别特殊而无法满足的要求，护士要态度和善、诚恳地解释清楚；对丧偶或无子女的老年病人，应本着人道主义精神，格外予以关心与尊重。

2. 耐心、关心 老年病人不同程度地感觉不灵敏，反应迟钝，表现为看不清、听不清、记不清和理解慢、说话慢、行动慢的特点。护士在护理中要勤快、细致、耐心、周到。有些病人表达不清自己的意思或所答非所问，护士对此不可讥笑嘲讽，应变换自己的问话方式、多问几次，耐心领会。护士对他们的话要专心听，科学地给予答复，回答时讲话要慢、声音要大。

3. 消除孤独感 一般老年人多喜安静，但由于他们失去了工作和与他人交往的机会，当儿孙上班、上学离家外出之后，孤独感明显加重，特别是失去配偶后，无以为伴，形单影只。这种寂寞、悲凉的孤独感，国外称之为"空巢综合征"，他们一般都盼望亲朋老友的来访。护士可有意识地通知家人多来看望，带些老人喜欢的食品，使之得到人间情谊和温暖。护士应多和老人接触交谈，老年人思旧心理重，所以特别喜欢谈论自己的往事，护士应扮演一个热心的听众，一则可以增长见识，更重要的是给老人一个机会，使他回味难忘岁月中那值得珍惜的一切，重温成功的欢乐，体验人生的价值，从而激发起有利于康复的积极乐观情绪。

4. 维持心理上的适度紧张 恐惧、焦虑、过度紧张固然有害于心身健康，但老年病人的一切生活起居全让别人服侍，就连自己可以胜任的一些活动的权利也予以剥夺，反倒使得老年病人更加觉得整天无所事事，产生多余感和末日感，不利于心身健康。所以，护士既要尊敬老人，帮助他们，也要向他们宣传老年心理卫生知识，让他们多接受信息、多参加活动。这样，既有助于增长对生活的热爱，坚定战胜疾病的信心，又可锻炼机体功能，维持神经系统的兴奋性，使躯体疾病康复。维持心理上的适度紧张，不使生活过于松弛，对老年人是非常必要的。

5. 争取尽可能多的社会支持 调动老年病人的各种社会关系，在精神和物质上给予更多的关怀与支持，安排病人的亲属、老朋友、老同事来探望等，都会给老人带来极大的安慰。

（朱　红）

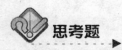 思考题

1. 什么是心理护理？简述心理护理的特点和原则。
2. 简述影响心理护理效果的因素有哪些？
3. 简述心理护理和整体护理的关系。

4. 简述心理护理的基本方法。

5. 案例分析题

(1) 案例一：马老师，女，48岁，已婚，本科学历。患"左乳腺增生10余年"，近1个月明显增大，被确诊为"左乳腺癌"。目前，住院接受术后化疗，情况良好。疾病确诊后，病人一直处于"绝望"中，情绪低落，高度恐慌，不能自拔，常叙说"死神已降临到自己头上"，对家人产生留恋、愧疚和牵挂之感。

讨论：你如何从心理的角度对病人进行护理？

提示：建立良好护患关系；应用宣泄技术；进行心理疏导；发挥社会支持系统作用；注意沟通技巧；针对性心理护理。

(2) 案例二：李某，女，48岁，胆石症手术后，情况良好，即将出院。查房时发现李某与丈夫均情绪激动，李某面部潮红、呼吸急促、情绪烦躁，表示"不出院了，已被抛弃"。细问：原来李某丈夫昨晚因工作加班未来医院，李某认为其"有外心"、"不正经"，故而大吵。

讨论：李女士处在何种状态？如何从心理角度进行护理？

提示：更年期。对李某讲明更年期表现及如何进行心理应对；单独和丈夫谈，其妻所表现的嫉妒等心理属病态心理，要求其理解和体贴；注意沟通技巧应用；针对性心理护理。

第九章　护士心理

·学习目标·

1. 掌握护士角色人格的概念及特征、护士应具备的职业心理素质。
2. 熟悉护士角色人格的种类、护理工作常见的应激源及处理、护士职业心理素质的养成。
3. 了解护士角色人格的形象、应激对护士心身健康的影响。

护理事业的发展，需要不断的完善，护士的角色及功能范围不断扩大及延伸，护士在维护人类健康方面扮演的角色呈现多元化。这就要求护理工作者适应时代要求，在日常护理工作中，不断对自身内在的、外在的各个方面进行历练和培养，提高综合素质水平，学会对自己的行为进行自我认识，才能有目的地控制、调节和培养自己的良好心理品质，为服务对象提供高质量的护理服务。

第一节　护士心理概述

一、护士角色人格的概念及特征

（一）护士角色人格的概念

护士角色人格，又称"护士职业心理素质"，是护理心理学的特定概念，是个性心理学中"人格"、社会心理学中"角色人格"等概念的外延。

角色人格（role personality）指具有某种社会特定地位的人们，共同具备并能形成相似的角色行为的心理特征总和。即指人们在某种特定、重复的社会经历中，形成比较固定、共性的人格特征。人们常可根据某人的言谈举止，准确判断其职业角色，如自律与教师、精明与商人、浪漫与艺术家、敏捷与记者等，均是典型特质与职业角色的匹配。

护士角色人格（role personality of nurse）特指从事护士职业的群体，共同具备并能形成相似的角色适应性行为的心理特征总和。其中"适应性"指要求从事护士职业者必须具有其"角色适应性行为"。

（二）护士角色人格的主要特征

1. 具有职业特异性　与所有职业角色人格一样，护士角色人格须与个体人格相匹配，如某教师具有较高师德（爱岗敬业、乐于奉献等），但不具备良好教师特质（擅长表达、富感染力等），则未必能成为好教师。"师德"属于职业道德，而"教师特质"则属于职业

135

角色人格。能否胜任职业角色主要取决于个体人格与职业角色的匹配。

2. 有别于道德概念 护士角色人格与"护士职业心理品质"有本质区别。"职业心理品质"属道德概念，较多涉及"无私奉献、崇高、坦诚、人道"等道德术语。任何职业群体都可因成员的社会层次、受教育程度、家庭背景等差异，造成其道德水准亦不同。

3. 以职业经历为前提 任何角色人格均需个体在其社会角色扮演过程中体验、巩固、发展和完善；护士角色人格亦随职业经历的丰富逐渐走向成熟。

4. 与个体人格相辅相成 护士角色人格是基于个体人格构筑的基本框架，如女性的温柔、细腻、善解人意等人格特征，都是护士角色人格的基本构架和良好元素。护士角色人格具有深远意义，促进个体人格的完善。职业经历的潜移默化，可不断优化护士自身的人格特质。总之，个体人格与职业人格相辅相成，个体人格是职业角色人格的基础，职业角色人格是个体人格的拓展和完善。

二、护士角色人格的种类

在护患关系中，护士扮演着多种角色，有的直接提供照顾，有的间接引导。

1. 照顾者 护士最重要的角色是在人们不能自行满足其需要时，提供各种护理照顾，帮助人们满足生理、心理、社会各方面的需要，直到不需要帮助为止。

2. 治疗者 护士除给护理对象提供生活上的照顾外，还要严格地按医嘱完成各种治疗任务，如注射、导尿、供氧等，以保证护理对象能得到及时合理的治疗。

3. 决策者 在运用护理程序的过程中，护士需要运用所学的知识与技能，收集资料，独立决策，评估护理对象的健康状况，确定病人当前存在的或潜在的护理诊断；有针对性地制订全面、系统、切实可行的护理计划，并对实施情况进行正确评价，使护理对象的健康问题真正得到解决。

4. 管理者 每个护士都在执行着管理的职责，需对日常的护理工作进行合理安排，为护理对象制订护理计划，落实有关护理措施，有效控制医疗费用，保证护理对象得到优质护理。

5. 教育者 面对护理对象，护士应根据病人不同的特点进行健康教育，指导病人改善健康态度和培养健康行为，教育病人学会自我护理等技能，达到预防疾病、促进健康的目的。面对其他健康服务者和实习生、新护士，护士需传授相关知识与技能，言传身教，促进其专业成长。

6. 咨询者 护士应运用治疗性沟通技巧，与护理对象探讨其关心的各种问题，澄清他们对疾病及与健康有关问题的疑惑，提供他们所需要的信息，帮助其找到最有效的应对方法。

7. 协调者 为了满足护理对象的健康需要，护士必须做好与其他健康专业人员之间、医患之间、护理对象与家属之间的沟通协调工作，保证护理对象获得最适宜的整体性医护照顾。

8. 研究者 护士应运用科学的方法，对护理各个领域里所发现的问题进行深入的研究与探讨，发展护理新理论、新技术，应用和检验护理研究成果，改进护理服务方式，提高护理质量，促进护理专业的不断发展。

三、护士角色人格的形象

自19世纪60年代南丁格尔创立第一所护士学校起，护士职业有了明确目标，其职能逐渐得到公认，护士角色人格的形象日渐鲜明，其现代形象大致体现为三个发展阶段。

（一）南丁格尔塑造的早期形象

南丁格尔率先向"凡具有女性天赋和才能者，便足以出任护士职业"的世俗观念挑战，积极倡导"从事护理工作，要有高尚的品格、相当的专业化知识、专门的操作技能"等，她所塑造的护士角色人格形象有以下5个特征：

1. 品格高尚的人　南丁格尔针对护士角色指出"职业女性必须正直、诚实、庄重，没有这三条，就没有基础，就将一事无成"。

2. 满足病人需求的人　南丁格尔要求护士保持病房的绝对安静，甚至提出要消除护士工作时的衣着声响，强调护士"千万不要有意或无意地惊醒病人，这是护理质量好坏的先决条件"。

3. 具备心理学知识的人　南丁格尔认为护士必须十分重视病人的心理因素，应区分护理病人与护理疾病之间的差别，着眼于病人，着眼于整体的人。"护理应为病人创造良好环境，若只是让病人躺在床上、两眼直盯天花板，对康复不利；而变化颜色、鲜花、小动物等，都是很好的治疗形式，因为这些能转移病人对病情的注意力"。

4. 属于专门学科的人才　南丁格尔特别指出："护理学是内、外科和公共卫生学的有技术的奴仆，但绝不是内、外科医生和卫生官员的有技术的奴仆。"她认为两个概念有严格界限，绝不能混淆。

5. 人类健康的使者　南丁格尔指出："护士的服务对象，不局限于医院里的病人，更多地面向整个人类社会，通过社区组织预防医学工作，展开公共卫生护理。"

（二）继承南丁格尔的扩展形象

19世纪末至20世纪40年代，由于两次世界大战导致过亿人的伤残，以及数亿人挣扎于死亡边缘等社会需求，把护理工作推到救死扶伤第一线，进一步形成现代护理学特色的研究和活动领域，造就了大批经验丰富的护士。期间近代医学高速进步，为提高护理质量提供了大量新技术，如消毒灭菌、无菌操作、生命体征测量等，对促进护理学科系统理论及专门技术的形成和发展均有重要影响。

此间，世界各地的护士学校如"雨后春笋"，护士队伍迅速扩大，护理内容从"照料病人生活为主"，转向"科学技术手段服务为主"。护士以"擅长配合医疗工作"、"具有熟练操作技巧"等职业角色形象获得社会的进一步承认和赞扬。护士角色继承南丁格尔早期形象的同时，又扩展了专业的"技艺形象"和医生的"助手形象"两种新职业形象。

（三）近半世纪的现代形象

1. 适应发展的专家型人才　护士既能主动适应医学模式转变，积极变革旧式护理体制，勇于创建护理学科新理论；又紧随现代医学快节奏，参与医学领域精细分工，准确掌握生命救护新技术，护士维护病人身心的重要作用无可取代。

2. 结构合理的知识型人才　高等护理教育改变了既往突出"技能型职业培训"的传统教育模式，健全了从本科到博士的多层次系列化护理教育，护士的整体知识素质显著提高。护士从以往单一的专业技能型人才，发展成复合的专业知识型人才。我国恢复高等护理教育20多年来，百余所学校开设护理本科教育，数十所高校设有护理学硕士学位授予点，2003 年我国建立第一个护理学博士学位授予点，高等护理教育使护士的职业素质和角色形象呈现质的飞跃。

3. 开拓创新的研究型人才 优化的知识结构极大地开拓了护士的视野，促使护理学科从"理解掌握专业理论、熟练运用专业技术"等扩展到"探索学科发展前沿、研制推广先进技术"的较高境界。

4. 社会保健的管理型人才 护士是集临床护理管理、社会护理管理、家庭护理、卫生保健、健康促进、社会公益事业管理为一体的综合职业角色。

●知识链接

护士角色人格的未来形象

护士角色人格的未来形象，将以更理想的模式展现在世人面前，是社会进步趋势、历史发展必然，也是每个护士引以为自豪的人生境界，主要有以下 8 个表现形式：①专家、学者型人才；②科普教育工作者；③应用型心理学家；④健康环境设计师；⑤人际关系艺术家；⑥高层次技术能手；⑦默契合作的医疗伙伴；⑧崇尚奉献的优秀人才。

第二节   护士的职业心理素质

一、护士应具备的职业心理素质

护士的心理素质，是指从事护理工作所必须具备的心理特点。良好的心理素质是做好护理工作的主要条件之一。

1. 护士的自我意识 根据乔哈里（Johari）的自我了解模型（图 9-1A）可以看到，这个模式将自我意识分成四个象限。护士努力的方向是不断扩大第一个象限，缩小第二、三个象限，从而使第四个象限缩到最小（图 9-1B）。自我意识达到这种状态时，人的部分潜能得到发展与实现，敢于自我显露，而不易产生防御心理，才能坦然地接受自我，接受他人，待人仁爱宽容，善于以更自然、更真诚的方式与他人沟通。这是护士助人时必须具备的心理素质与能力。

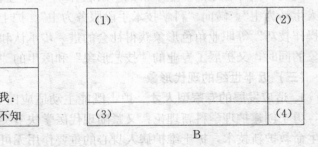

图 9-1   乔哈里窗

2. 护士的情感、意志 从事护理工作的人必须具有的情绪特征是：①高尚的道德感：是推动护士干好护理工作的强大动力；②强烈的理智感：表现在护士有学习新理论和新技术的强烈求知欲，有发现新问题的好奇心以及对护理领域取得新进展的喜悦感；③专业的美感：拥有端庄的仪表、文雅的言谈、大方的举止、健美的身体和美好的心灵；④积极稳定的情绪：护士要善于表达和调控自己的情绪，在工作中能保持温和、慈祥、安定、欢快、平和的心境，能做到激情不露，纠缠不怒，悲喜有节，急事不慌，危事不惊，不迁怒于人；⑤良好的意志品质：表现在护士坚信护理事业是关爱生命、救死扶伤、为人类奉献爱心的伟大事业，愿意为自己所选择的事业奋斗终生。

3. 护士的能力 主要表现为：

（1）观察力：护士具有敏锐的观察力，就能及时发现病人的病情变化，为医生的诊断、治疗提供依据，为抢救病人生命赢得宝贵时间。

（2）记忆力：护理工作纷繁复杂，记忆稍有失误就可能酿成大错，因此要求护士要有良好的记忆品质。对护士而言，记忆的准确性特别重要。

（3）思维力：要求护士考虑问题时既要有全局观念，又要深思熟虑，能透过现象看本质；还要求护士培养思维的灵活性和逻辑性。同时还要特别重视培养护士的评判性思维能力。在护理实践中，评判性思维能帮助护士改善自身的知识结构，将其他学科和领域的知识用于护理实践，并能帮助护士做出重要的决断。因此评判性思维能力是护士应具备的核心能力之一。

• 知识链接

评判性思维

评判性思维即一个人对各种信息进行独立分析、判断、评价、演绎和归纳的能力。这是一种理性的，能够博采众长的，具有自主性、公正、理性的和富有创造性的思维，其最重要的特征是对各种信息的逆向甚至多向的思维倾向。

（4）注意力：护士的注意品质应该是既能眼观六路、耳听八方，又能高度专注、排除内外干扰、保证工作质量和杜绝差错事故。同时要善于分配自己的注意力。更为重要的是要有注意转移的灵活性，遇到意外情况时，护士能根据工作目的和任务的变更，灵活地将注意力从一项工作转移到另一项工作上。

（5）沟通能力：这是护士的又一核心能力。良好的沟通能力是建立和谐人际关系的基础，也是保证护理评估、实施、评价、健康教育成功的重要技能。

（6）专业能力：精湛的专业能力是护士为护理对象提供高质量护理服务的基础。对护士专业能力的要求是：理论知识牢固扎实，能满足临床护理工作的需要；操作技能娴熟，能做到稳、准、快、好。

4. 护士的性格 理想的护士性格特征应是：对工作认真负责、作风严谨、热爱本职工作、爱集体、勤奋肯干、灵活敏捷、任劳任怨、富有团队精神；待人真诚、通情达理、乐于助人、尊敬别人；自信、自爱、自强、律己慎独、乐观开朗、端庄大方。

二、护士职业心理素质的养成

护士良好的心理素质是通过接受教育和自我学习，在护理实践中逐步培养形成的。

（一）护士职业心理素质的培养原则

1. 学校教育与社会教育相结合 学校是培养合格护理人才的基地，学生在校期间是其职业心理素质形成的重要阶段。同时社会教育也是培养护士良好心理素质不可或缺的一环，只有两者密切配合，齐抓共管，才能收到事半功倍的效果。

2. 规范教育与自我调控相结合　既要有规范教育，又要学会自我调控。规范教育是形成护士良好心理素质的前提，自我调控是形成护士良好心理素质的保证。

3. 现实形象与理想模式相结合　护士的理想模式是培养高素质护理人才的目标，现实形象与理想模式之间大都会有一定差距。在护士心理素质培养过程中，要多做正面教育，树立典型人物，激励学生不断向理想境界迈进，不断完善自我形象，尽量缩小两者的差距。

4. 严于律己与宽以待人相结合　严于律己能促使良好心理素质的形成，宽以待人有利于保持自我的心理平衡。因此，护士应以严于律己与宽以待人为行为准则，积极培养自我的良好心理素质。

（二）护士职业心理素质的培养方法

1. 增强培养意识　护士应认识到当前护理事业的发展对护士的职业素质提出了很高的要求，它要求护士不仅必须具备良好的心理素质和健全的人格，还要求护士能将心理学的理论、原则和方法与临床实践相结合，为病人提供心身整体护理。

2. 正确认识自我　正确地认识自我是培养护士良好心理素质的基础。护理工作面对的是具有各种个性和不同理念的病人，需要护士有对自己肯定性的理解和自我接受能力，而这一点是建立在正确认识自我基础之上的。正确地认识自我也是护士悦纳自我、发展健康人格及保持心身健康的关键。因此，护士必须常常倾听自己和别人的看法，识别和接受个人的需要，敢于自我显露，尽可能地扩大自我意识的第一象限，从而培养自己健康的自我意识。

3. 保持心理健康　健康的心理是培养良好心理素质的坚实平台，因此培养良好的心理素质，首先要提高心理健康水平。护士在保证自己心身和谐，适应内外环境，人格稳定健全，在心理状态平衡正常的基础上，应全面发展和培养健康的心理素质。

4. 丰富理论知识　培养良好的心理素质，要有科学的理论作指导。通过学习心理学有关知识，帮助护士找出自己的不足，指导护士运用心理学的理论和方法，有针对性地、有目的地、有计划地采取适当的方法和途径，培养自己良好的心理素质。

5. 加强实践锻炼　优良的心理素质可以在实践中得到锻炼，也可以在实践中得到检验，因此加强实践锻炼也是一种有效的方法。

6. 加强自我修养　每一位护士都应将护士的职业心理素质内化成自己特有的心理素质。护士可以通过多种方法加强自我修养，如学会自我调节、进行心理咨询、选择学习榜样、参与心理训练、不断进行自我评价等。

第三节　护理工作中的应激问题

护理工作应激是指护理工作中各种需求与护士的生理、心理素质不相适应的一种心身失衡状态。随着社会的飞速发展，给我们的护理工作者带来了新的挑战和压力，护士的应激已成为一种职业性危险。

一、护理工作常见的应激源

1. 特殊的工作环境　医院是一个充满应激源的环境。工作者面临的应激源繁多而复杂，如每天接触不同性格、脾气、知识、经济背景的病人与家属，应对病人喜、怒、哀、乐等情绪变化；处理各种突发事件；病人的病态对感官的负性刺激；拥挤而紧张的工作环境；生离死别的场面；特殊的气味；血淋淋的场面；各种致病因子（细菌、病毒、放射线）的威胁等。近年来发现，护理危重濒死病人、艾滋病病人及精神病病人，对护士产生的压力较大。在护理危重濒死病人时，她们感到虽竭尽全力也不能实现救治全部病人的愿望，从而产生内疚、失望、沮丧的情绪。另外，医护之间、护患及其家属间的愿望冲突，都会给护士造成很大的心理压力；儿科的环境杂乱、工作琐碎，现在的孩子绝大多数为独生子女，孩子生病家长情绪不稳，儿童病情变化又快，稍不留意就会导致纠纷或事故，护理工作的难度很大；艾滋病流行至今已造成 1170 万人死亡，其极高的病死率、尚无特效疗法、传播途径给护士造成很大的心理压力；精神科护士压力大的原因主要是由于社会对精神病和精神医学存在一定的偏见和歧视，再加上护理的对象是丧失理智的病人，往往无自知力，随时可能出现自杀、自伤、冲动伤人、出走、严重药物反应等意外事件，病人及某些有关人员不理解、指责，这些都可成为应激源对护士产生影响。

2. 工作负荷　目前护士严重缺编，长期超负荷工作，频繁的三班倒，使人体生物钟受影响，睡眠质量差，体力、脑力透支，易产生身心疲劳，出现心身耗竭综合征。据调查，护士心身耗竭综合征的发病率为 43.6%，想脱离夜班改行的护士偏多，日本要求减少夜班次数的护士占 36%，35～49 岁年龄段有此要求的为 95%，发生功能性腰背痛者为 53%。特别是急诊科、ICU 等特殊科室，病人病情重、急，实施抢救多，任务重，很容易导致护士身心疲惫。另外，事业竞争带来的紧迫感，人们对护理工作越来越多、越来越高的要求，疾病种类越来越多，新仪器、新技术频繁更新，各种各样的考试等，都需要护士不断学习、更新知识，给护士造成疲惫不堪的工作压力。

3. 职业压力的风险　护理工作者面对的工作对象主要是病人，工作对象和任务的特殊性要求护士必须具备一丝不苟的工作作风，工作中时刻保持高度的警惕。持续、高度的精神紧张会给护士带来沉重的心理负担。另外，随着人们法制意识的增强，医院的纠纷越来越多，稍有不慎就有可能要承担法律责任。如此高难度、高风险的工作必然会给护士造成很大的心理压力。

4. 社会问题　常言道，三分治七分养，然而事实上并非如此。重医轻护不仅在社会就是在医院也是一个不争的事实。如护理管理体制的某些问题，进修深造、福利待遇、社会尊重、社会支持等问题不尽合理，使护士产生失落感，造成长期压力，直接影响护士的身心健康。

5. 家庭和伦理问题　工作在临床第一线的护士，绝大部分是 35 岁以下的年轻女护士，她们肩负工作和家庭的双重压力，工作的烦恼可以影响家庭的和谐，反过来家庭的琐事也可影响工作的质量。工作与家庭的关系处理不当，也可使护士身心憔悴。另外，还有伦理问题，当她们的个人信念及价值观与组织要求不同，又无法根据自己的信念去做时的内心冲突也可导致心理压力。

二、应激对护士心身健康的影响

护理工作中应激对护士健康影响主要表现在三个方面：

1. 生理方面　常见症状为头痛、血压升高、心慌、胃肠不适、乏力、睡眠障碍、肌肉紧张等。

2. 心理方面　主要表现为焦虑、注意力不集中、精神疲惫、人际关系不协调、不满、自卑、沟通障碍等。

3. 行为方面　主要表现为吸烟、饮酒、滥用药物等。

三、护理工作应激的处理

应对工作压力就是通过积极地思考和行动去处理工作中的困难和挑战，化解焦虑的形成与累积。具体的应对策略可从两方面考虑：

（一）管理方面

1. 医院领导应重视护士身心健康　定期给护士进行体检和心理健康测查，及时发现和矫正，防止心理危机和身体功能的过早衰老；建立心理互助小组，相互帮助，发挥心理互助功能；有组织地安排适当的文体活动，释放护士的心理压力。

2. 医院领导支持护理工作　根据科室情况，适当增加护理人员的数量，合理调配人员，保证护士足够的休息和睡眠，避免打疲劳战。对一线工作的护士要多一分关爱和鼓励，少一分惩罚和训斥。协调好与社会各阶层的沟通，缓解医患关系，减少医疗纠纷。

3. 提供良好的工作环境　护士长应采取平易近人的民主式管理，关心护士，支持她们的工作，主动倾听她们的心声，协调好科室的人际关系，注意美化科室的环境，尽量为护士营造一个和谐、优美的工作环境。

（二）护士自身方面

1. 强身健体提高机体的应对能力　合理安排工作和生活，劳逸结合，保证充足的睡眠，选择适合自己的体育项目适当锻炼，增强体质，提高机体抗应激反应的能力。

2. 学会自我调节　树立不让压力蓄积的观念，转变看问题的角度。注意提高个人文化修养，培养幽默感和多样化的生活情趣。自主寻求并适应丰富多彩的业余休闲活动，陶冶情操，放松身心压力。自觉地、科学地进行自我心理调节，并用积极、健康、向上的乐观情绪感染病人及其家属。

3. 加强自我防护意识　随着人们法律意识的增强，医疗纠纷越来越多，护士应该深入学习相关的法律法规。不但要有敏锐的职业防范意识，还要培养自己预测事态发展的能力。注意沟通技巧，健康宣教时要详细全面，尤其是对于存在着安全隐患的病人。同时，护士接触病人的体液、血液、分泌物、排泄物时要学会保护自己，避免身体受到细菌、病毒的侵袭。

4. 过硬的技术和一丝不苟的工作作风　护士应能自行处理工作中的问题，工作认真负责，尽量减少因工作失误和差错造成的医疗纠纷。同时，要正确客观地评价自己，允许自己成功和失败。

5. 建立良好的支持系统　与同事、家人、朋友建立良好的人际关系。当护士身心疲惫时或心理压力很大时，可向家人、朋友或同事敞开心扉，倾诉并接纳他们对自己的帮助和支持。借助传媒，广泛宣传，提高护士的社会地位，争取社会对护理工作的理解和支持。

（贾丽萍）

思考题

1. 阐述护理工作常见的应激源，如何应对？
2. 护士应具备哪些职业心理素质？如何养成？
3. 解释护士角色人格的概念及特征。

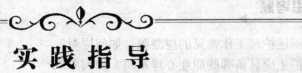

实 践 指 导

护理心理学涉及的知识和技能很广，可选择的各类实验很多。本教材按六个部分对一些较简单的实验作了介绍，供各院校根据实际情况参考选择。

实践一　人的心理行为

实践目的：加深理解心理行为现象的可操作性和量化实验研究。
实践内容：可选用实验：
（1）感知觉（两点阈仪、闪光融合器、时间知觉仪等）；
（2）动作学习（镜画仪、迷宫、双手操作器）；
（3）注意分配（注意分配仪、读和写双重任务）；
（4）概念形成（叶克斯器）。

实践二　心 身 相 关

实践目的：加深理解心身之间的相关性。
实践内容：可选用实验：
（1）反应时间测定（简单和选择反应时测定仪）；
（2）痛阈和耐痛阈测定（简式痛阈测定仪）；
（3）心理压力和皮肤电阻（皮肤电测定仪）；
（4）生物反馈（生物反馈仪）。

实践三　心 理 测 验

实践目的：熟练掌握心理测验量表的使用技术。
实践内容：可选用测验：
（1）焦虑与抑郁（焦虑自评量表 SAS、抑郁自评量表 SDS）；
（2）心身症状（90 项症状自评量表 SCL-90）；
（3）人格（艾森克人格问卷 EPQ、卡特尔 16 项人格因素问卷 16PF、明尼苏达多相人格调查表 MMPI）；
（4）应激有关量表（生活事件量表 LES、特质应对方式问卷 TCSQ、领悟社会支持量表 PSSS)。

实践四　心理评估

实践目的：熟练掌握晤谈、调查与心理测验相结合的综合护理评估技能训练。

实践内容：可选用实训项目：

(1) 晤谈情景观摩或演练（护理晤谈现场情景教学演示，或教学光盘）；

(2) 调查表设计（根据设定或自选病人"问题"，由学生设计调查表）；

(3) 护理综合评估训练（由学生对模拟"病人"作心理护理综合评估，包括步骤、方法；组织讨论）。

实践五　心理干预

实践目的：学会部分心理干预技术的实施过程。

实践内容：可选择的技术：

(1) 生物反馈疗法（生物反馈仪）；

(2) 松弛训练（松弛训练录音带、收放机）；

(3) 音乐疗法（音乐光盘、影碟机）。

实践六　心理护理程序

实践目的：学会心理护理计划的制订与实施。

实践内容：可选择的实训项目：

(1) 心理护理计划的制订（根据设定或自设的模拟"病人"，由学生设计心理护理计划，强调程序化）；

(2) 心理护理计划的实施（现场情景教学演示，或教学光盘；组织讨论）。

附　录

附录一　症状自评量表（SCL-90）

　　以下列出了有些人可能有的病痛或问题，请仔细阅读每一条，然后根据最近一周内下列问题影响你或使你感到苦恼的程度，选择对应的数值。请不要漏掉问题。

　　1＝从无；2＝轻度；3＝中度；4＝偏重；5＝严重。

项　目	选　择
1. 头痛	1－2－3－4－5
2. 神经过敏，心中不踏实	1－2－3－4－5
3. 脑中有不必要的想法或字句盘旋	1－2－3－4－5
4. 头昏或昏倒	1－2－3－4－5
5. 对异性的兴趣减退	1－2－3－4－5
6. 对旁人责备求全	1－2－3－4－5
7. 感到别人能控制你的思想	1－2－3－4－5
8. 责怪别人制造麻烦	1－2－3－4－5
9. 忘性大	1－2－3－4－5
10. 担心自己衣饰的整齐及仪态的端正	1－2－3－4－5
11. 容易烦恼和激动	1－2－3－4－5
12. 胸痛	1－2－3－4－5
13. 害怕空旷的场所或街道	1－2－3－4－5
14. 感到自己的精力下降，活动减慢	1－2－3－4－5
15. 想结束自己的生命	1－2－3－4－5
16. 听到旁人听不到的声音	1－2－3－4－5
17. 发抖	1－2－3－4－5
18. 感到大多数人都不可信任	1－2－3－4－5
19. 胃口不好	1－2－3－4－5
20. 容易哭泣	1－2－3－4－5
21. 同异性相处时感到害羞不自在	1－2－3－4－5
22. 感到受骗、中了圈套或有人想抓住你	1－2－3－4－5
23. 无缘无故地突然感到害怕	1－2－3－4－5

24. 自己不能控制地大发脾气　　　　　　　　　　1—2—3—4—5
25. 怕单独出门　　　　　　　　　　　　　　　　1—2—3—4—5

26. 经常责怪自己　　　　　　　　　　　　　　　1—2—3—4—5
27. 腰痛　　　　　　　　　　　　　　　　　　　1—2—3—4—5
28. 感到难以完成任务　　　　　　　　　　　　　1—2—3—4—5
29. 感到孤独　　　　　　　　　　　　　　　　　1—2—3—4—5
30. 感到苦闷　　　　　　　　　　　　　　　　　1—2—3—4—5

31. 过分担忧　　　　　　　　　　　　　　　　　1—2—3—4—5
32. 对事物不感兴趣　　　　　　　　　　　　　　1—2—3—4—5
33. 感到害怕　　　　　　　　　　　　　　　　　1—2—3—4—5
34. 你的感情容易受到伤害　　　　　　　　　　　1—2—3—4—5
35. 旁人能知道你的私下想法　　　　　　　　　　1—2—3—4—5

36. 感到别人不理解你，不同情你　　　　　　　　1—2—3—4—5
37. 感到人们对你不友好，不喜欢你　　　　　　　1—2—3—4—5
38. 做事必须做得很慢以保证做得正确　　　　　　1—2—3—4—5
39. 心跳得很厉害　　　　　　　　　　　　　　　1—2—3—4—5
40. 恶心或胃部不舒服　　　　　　　　　　　　　1—2—3—4—5

41. 感到比不上他人　　　　　　　　　　　　　　1—2—3—4—5
42. 肌肉酸痛　　　　　　　　　　　　　　　　　1—2—3—4—5
43. 感到有人在监视你，谈论你　　　　　　　　　1—2—3—4—5
44. 难以入睡　　　　　　　　　　　　　　　　　1—2—3—4—5
45. 做事必须反复检查　　　　　　　　　　　　　1—2—3—4—5

46. 难以作出决定　　　　　　　　　　　　　　　1—2—3—4—5
47. 怕乘电车、公共汽车、地铁或火车　　　　　　1—2—3—4—5
48. 呼吸有困难　　　　　　　　　　　　　　　　1—2—3—4—5
49. 一阵阵发冷或发热　　　　　　　　　　　　　1—2—3—4—5
50. 因为感到害怕而避开某些东西，场合或活动　　1—2—3—4—5

51. 脑子变空了　　　　　　　　　　　　　　　　1—2—3—4—5
52. 身体发麻或刺痛　　　　　　　　　　　　　　1—2—3—4—5
53. 喉咙有梗塞感　　　　　　　　　　　　　　　1—2—3—4—5
54. 感到前途没有希望　　　　　　　　　　　　　1—2—3—4—5
55. 不能集中注意　　　　　　　　　　　　　　　1—2—3—4—5

56. 感到身体的某一部分软弱无力　　　　　　　　1—2—3—4—5
57. 感到紧张或容易紧张　　　　　　　　　　　　1—2—3—4—5
58. 感到手或脚发重　　　　　　　　　　　　　　1—2—3—4—5
59. 想到死亡的事　　　　　　　　　　　　　　　1—2—3—4—5
60. 吃得太多　　　　　　　　　　　　　　　　　1—2—3—4—5

61. 当别人看着你或谈论你时感到不自在　　　　　1—2—3—4—5
62. 有一些不属于你自己的想法　　　　　　　　　1—2—3—4—5

63. 有想打人或伤害他人的冲动　　　　　　　　　　　　1—2—3—4—5
64. 醒得太早　　　　　　　　　　　　　　　　　　　　1—2—3—4—5
65. 必须反复洗手、点数目或触摸某些东西　　　　　　　1—2—3—4—5

66. 睡得不稳不深　　　　　　　　　　　　　　　　　　1—2—3—4—5
67. 有想摔坏或破坏东西的冲动　　　　　　　　　　　　1—2—3—4—5
68. 有一些别人没有的想法或念头　　　　　　　　　　　1—2—3—4—5
69. 感到对别人神经过敏　　　　　　　　　　　　　　　1—2—3—4—5
70. 在商店或电影院等人多的地方感到不自在　　　　　　1—2—3—4—5

71. 感到任何事情都很困难　　　　　　　　　　　　　　1—2—3—4—5
72. 一阵阵恐惧或惊恐　　　　　　　　　　　　　　　　1—2—3—4—5
73. 感到在公共场合吃东西很不舒服　　　　　　　　　　1—2—3—4—5
74. 经常与人争论　　　　　　　　　　　　　　　　　　1—2—3—4—5
75. 单独一人时神经很紧张　　　　　　　　　　　　　　1—2—3—4—5

76. 别人对你的成绩没有作出恰当的评价　　　　　　　　1—2—3—4—5
77. 即使和别人在一起也感到孤单　　　　　　　　　　　1—2—3—4—5
78. 感到坐立不安心神不定　　　　　　　　　　　　　　1—2—3—4—5
79. 感到自己没有什么价值　　　　　　　　　　　　　　1—2—3—4—5
80. 感到熟悉的东西变得陌生或不像是真的　　　　　　　1—2—3—4—5

81. 大叫或摔东西　　　　　　　　　　　　　　　　　　1—2—3—4—5
82. 害怕会在公共场合昏倒　　　　　　　　　　　　　　1—2—3—4—5
83. 感到别人想占你的便宜　　　　　　　　　　　　　　1—2—3—4—5
84. 为一些与性有关的想法而很苦恼　　　　　　　　　　1—2—3—4—5
85. 你认为应该因为自己的过错而受到惩罚　　　　　　　1—2—3—4—5

86. 感到要很快把事情做完　　　　　　　　　　　　　　1—2—3—4—5
87. 感到自己的身体有严重问题　　　　　　　　　　　　1—2—3—4—5
88. 从未感到和其他人很亲近　　　　　　　　　　　　　1—2—3—4—5
89. 感到自己有罪　　　　　　　　　　　　　　　　　　1—2—3—4—5
90. 感到自己的脑子有毛病　　　　　　　　　　　　　　1—2—3—4—5

附录二　焦虑自评量表（SAS）

　　请你仔细阅读每一个陈述，根据你最近一周的实际感觉作出回答。有四种表示不同程度的选项：1
＝没有或很少时间；2＝少部分时间；3＝相当多时间；4＝绝大部分或全部时间。

项　目	选　择
1. 我觉得比平常容易紧张和着急	1—2—3—4
2. 我无缘无故地感到害怕	1—2—3—4
3. 我容易心里烦乱或觉得惊恐	1—2—3—4
4. 我觉得我可能要发疯	1—2—3—4
5. 我觉得一切都很好，也不会发生什么不幸	1—2—3—4
6. 我手脚发抖打颤	1—2—3—4
7. 我因为头痛、颈痛和背痛而苦恼	1—2—3—4

8. 我感觉容易衰弱和疲乏　　　　　　　　　　　　1—2—3—4
9. 我觉得心平气和，并且容易安静坐着　　　　　　1—2—3—4
10. 我觉得心跳得很快　　　　　　　　　　　　　　1—2—3—4
11. 我因为一阵阵头晕而苦恼　　　　　　　　　　　1—2—3—4
12. 我有过晕倒发作，或觉得要晕倒似的　　　　　　1—2—3—4
13. 我吸气呼气都感到很容易　　　　　　　　　　　1—2—3—4
14. 我的手脚麻木和刺痛　　　　　　　　　　　　　1—2—3—4
15. 我因为胃痛和消化不良而苦恼　　　　　　　　　1—2—3—4
16. 我常常要小便　　　　　　　　　　　　　　　　1—2—3—4
17. 我的手脚常常是干燥温暖的　　　　　　　　　　1—2—3—4
18. 我脸红发热　　　　　　　　　　　　　　　　　1—2—3—4
19. 我容易入睡，并且一夜睡得很好　　　　　　　　1—2—3—4
20. 我做噩梦　　　　　　　　　　　　　　　　　　1—2—3—4

附录三　抑郁自评量表（SDS）

请你按照自己最近一周以来的实际情况，对下面的 20 个条目按 1～4 级评分：1＝很少；2＝有时；3＝经常；4＝持续。

项　目	选　择
1. 我觉得闷闷不乐，情绪低沉	1—2—3—4
2. 我觉得一天之中早晨最好	1—2—3—4
3. 我一阵阵哭出来或觉得想哭	1—2—3—4
4. 我晚上睡眠不好	1—2—3—4
5. 我吃得跟平时一样多	1—2—3—4
6. 我与异性密切接触时和以往一样感到愉快	1—2—3—4
7. 我发觉我的体重在下降	1—2—3—4
8. 我有便秘的苦恼	1—2—3—4
9. 我心跳比平时快	1—2—3—4
10. 我无缘无故感到疲劳	1—2—3—4
11. 我的头脑像平常一样清楚	1—2—3—4
12. 我觉得经常做的事情并没有困难	1—2—3—4
13. 我觉得不安而平静不下来	1—2—3—4
14. 我对将来抱有希望	1—2—3—4
15. 我比平时更容易生气激动	1—2—3—4
16. 我觉得作出决定是容易的	1—2—3—4
17. 我觉得自己是个有用的人，有人需要我	1—2—3—4
18. 我的生活过得很有意思	1—2—3—4
19. 我认为我死了别人会生活得好些	1—2—3—4
20. 平常感兴趣的事我照样感兴趣	1—2—3—4

护理心理学教学大纲

（供五年一贯制护理学专业用）

一、课 程 任 务

护理心理学是护理学专业学生必修的一门重要的专业基础课程，着重介绍护理心理学的基础理论和相关知识以及临床护理工作中的常用技术和心理护理技能，同时注重心理健康教育和护士职业心理素质的培养。其任务主要是使学生掌握必备的心理学基本理论和知识，能够运用心理学的理论、方法解决临床护理中病人出现的心理问题，以维护和促进病人的心身健康；同时促进学生在学习过程中形成良好的心理素质和健康的人格。

二、课 程 目 标

1. 了解心理学的基本理论和方法以及心理现象的发生发展规律。
2. 掌握心理学的基本知识，学会心理学的基本技能。
3. 熟悉心理健康教育的知识和措施。
4. 熟悉心理社会因素对健康和疾病的作用及其规律。
5. 熟练掌握心理评估和心理干预技能。
6. 掌握病人的心理特征及相应的心理护理方法。
7. 具有正确运用护理心理学相关理论和技术解决病人心理问题的能力。
8. 能正确运用心理护理方法对各类病人实施心理护理。
9. 具有良好的职业道德和职业能力。

三、教学时间分配

教 学 内 容	学 时		
	理论	实践	总学时
1. 绪论	4	0	4
2. 心理学基础知识	8	4	12
3. 心理健康	4	0	4
4. 心理应激和心身疾病	4	0	4
5. 护理中常用的心理评估技术	4	4	8
6. 护理中常用的心理干预技术	4	2	6
7. 病人心理	2	0	2
8. 心理护理	4	2	6
9. 护士心理	2	0	2
合　　计	36	12	48

四、教学内容和要求

单元	教学内容	教学要求	教学活动参考	参考学时 理论	实践
一、绪论	（一）护理心理学概述		理论讲授 多媒体演示	4	
	1. 护理心理学的概念	掌握			
	2. 护理心理学的研究内容	熟悉			
	（二）护理心理学的发展				
	1. 医学模式与护理心理学的发展	熟悉			
	2. 国外护理心理学的发展及特点	了解			
	3. 国内护理心理学的发展及特点	了解			
	（三）护理心理学相关心理学理论	了解			
	（四）护理心理学的基本研究方法	熟悉			
二、心理学基础知识	（一）心理现象和心理实质		理论讲授 多媒体演示	8	
	1. 心理现象	熟悉			
	2. 心理实质	了解			
	（二）心理过程				
	1. 认知过程	掌握			
	2. 情绪过程	掌握			
	3. 意志过程	熟悉			
	（三）人格				
	1. 人格概述	熟悉			
	2. 人格倾向性	掌握			
	3. 人格特征	掌握			
	4. 自我意识	了解			
	实践1：人的心理行为	学会	技能实践		2
	实践2：心身相关	学会	技能实践		2
三、心理健康	（一）心理健康概论		理论讲授 多媒体演示	4	
	1. 心理健康的概念和标准	掌握			
	2. 心理健康教育	了解			
	（二）儿童及青少年心理健康	熟悉			
	（三）成人期心理健康	熟悉			
四、心理应激和心身疾病	（一）心理应激与危机干预		理论讲授 多媒体演示	4	
	1. 应激	掌握			
	2. 应对	了解			
	3. 危机干预	熟悉			
	（二）心身疾病				
	1. 心身疾病概述	熟悉			
	2. 常见的心身疾病	了解			
五、护理中常用的心理评估技术	（一）心理评估概述		理论讲授 多媒体演示	4	
	1. 心理评估的概念	掌握			
	2. 心理评估在护理工作中的作用	了解			
	3. 护士实施心理评估的原则和注意事项	掌握			
	（二）心理评估的常用方法	掌握			

续表

单元	教学内容	教学要求	教学活动参考	参考学时	
				理论	实践
	（三）护理中常用的心理测验				
	1. 智力测验	了解			
	2. 人格测验	了解			
	3. 评定量表	熟悉			
	实践3：心理测验	熟练掌握	技能实践		2
	实践4：心理评估	熟练掌握	技能实践		2
六、护理中常用的心理干预技术	（一）心理干预概述		理论讲授多媒体演示	4	
	1. 心理干预的概念	掌握			
	2. 心理干预的种类及范围	了解			
	3. 心理干预的原则及注意事项	熟悉			
	（二）护理工作中常用的心理干预技术				
	1. 心理支持与疏导	熟悉			
	2. 认知调整与教育	熟悉			
	3. 行为训练	掌握			
	实践5：心理干预	熟练掌握	技能实践		2
七、病人心理	（一）病人角色		理论讲授多媒体演示	2	
	1. 病人角色概述	掌握			
	2. 病人角色的适应与偏差	了解			
	（二）病人心理				
	1. 病人的心理需要	掌握			
	2. 病人常见的心理反应	熟悉			
八、心理护理	（一）心理护理概述		理论讲授多媒体演示	4	
	1. 心理护理的概念与特点	掌握			
	2. 心理护理的目标	了解			
	3. 心理护理的原则	熟悉			
	4. 心理护理的基本方法	掌握			
	（二）不同病症病人的心理护理	了解			
	（三）不同年龄阶段病人的心理护理	了解			
	实践6：心理护理程序	熟练掌握	技能实践		2
九、护士心理	（一）护士心理概述		理论讲授多媒体演示	2	
	1. 护士角色人格的概念及特征	掌握			
	2. 护士角色人格的种类	熟悉			
	3. 护士角色人格的形象	了解			
	（二）护士的职业心理素质				
	1. 护士应具备的职业心理素质	掌握			
	2. 护士职业心理素质的养成	熟悉			
	（三）护理工作中的应激问题				
	1. 护理工作常见的应激源	熟悉			
	2. 应激对护士心身健康的影响	了解			
	3. 护理工作应激的处理	熟悉			

五、大 纲 说 明

（一）本大纲为高职高专五年一贯制护理学专业教学使用。课程总学时为 48 学时，其中理论教学 36 学时，实践教学 12 学时。

（二）理论讲授的教学要求分为掌握、熟悉、了解三个层次。"掌握"是指学生对所学的知识熟练应用，能综合分析和解决临床护理工作的实际问题；"熟悉"是指学生对所学的知识基本掌握；"了解"是指学生对学过的知识点能记忆和理解。实践的教学要求分为熟练掌握和学会两个层次。"熟练掌握"是指学生能独立、正确、规范地完成所学的技能，并能熟练应用；"学会"是指学生能基本完成操作过程，会应用所学技能。

（三）**教学建议**

1. 课堂理论教学应注意理论联系实际，积极采用现代化的教学手段，多组织学生开展必要的讨论，以启迪学生的思维，加深对教学内容的理解和掌握。

2. 实践教学应充分调动学生学习的主动性、积极性，训练学生的心理评估、心理干预和心理护理等实践能力。

3. 学生的知识能力水平，应通过平时的测验提问，模拟实践、角色扮演、病例讨论等多种形式综合考评，并可结合专业特点设计护理情景，学生之间进行模拟角色扮演等训练，或去医院进行心理护理见习，使学生更好地适应护理临床的发展和需要。

中英文名词对照索引

90 项症状自评量表	symptom check list 90,SCL-90	93

A

艾森克人格问卷	Eysenck personality questionnaire,EPQ	92

B

本我	id	7
比率智商	ratio IQ	90
标记奖励法	token economics	107
表情	emotional expression	32
表象	image	29
病感	illness	109
病人	patient	109
病人身份	patient-hood	109
病人角色	patient role	109

C

测验法	test method	13
超我	superego	7
冲击疗法	implosive therapy	105
创造能力	creative ability	43

D

道德感	moral feeling	33
敌对	hostility	68
调查法	survey method	13
动机	motive	41

F

反向	reaction	73

放松疗法	relaxation training	107
愤怒	anger	68
否认	denial	72

G

感觉	sensation	19
感觉阈限	sensory threshold	19
感受性	sensitivity	19
个案研究法	case study method	14
攻击	attack	68
鼓励	encouragement	100
观察法	observational method	12

H

合理化	rationalization	72
护理心理学	nursing psychology	1
护士角色人格	role personality of nurse	135
幻想	fantasy	72
回避	avoidance	68

J

激情	intense emotion	33
疾病	disease	109
记忆	memory	23
焦虑	anxiety	68
焦虑自评量表	self-rating anxiety scale, SAS	93
角色人格	role personality	135
解释	interpretation	101

K

| 卡特尔16种人格因素问卷 | 16 personality factors questionnaire, 16PF | 92 |
| 恐惧 | fear | 68 |

L

离差智商	deviation IQ	90
理智感	rational feeling	33
临床心理评估	clinical psychological assessment	83
领悟	insight	103

M

| 美感 | aesthetic feeling | 33 |

面质	confrontation	101
明尼苏达多相人格调查表	Minnesota multiphasic personality inventory, MMPI	91
模仿能力	imitative ability	43

N

| 能力 | ability | 43 |

P

| 评定量表 | rating test | 92 |

Q

气质	temperament	44
前意识	preconscious	6
潜意识	unconscious	6
倾听	attending	99
情感反应	reflection of feeling	101
情绪	emotion	31
情感	feeling	31

R

人格	personality	38
认知过程	cognitive process	19
认知疗法	cognitive therapy	102

S

升华	sublimation	73
生活事件量表	life event scale, LES	92
生物-心理-社会医学模式	bio-psycho-social medical model	3
生物反馈疗法	biofeedback psychotherapy	107
生活事件单位	life event unit, LEU	66
实龄	chronological age	90
实验法	experimental method	13
释义	paraphrase	100
思维	thinking	27

T

| 逃避 | escape | 68 |
| 退化 | regression | 68,72 |

W

| 危机干预 | crisis intervention | 74 |

| 无助 | helplessness | 68 |

X

系统脱敏疗法	systematic desensitization	104
相关研究法	correlation study method	14
想象	imagination	29
心境	mood	33
心理干预	psychological intervention	95
心理过程	mental process	18
心理护理	mental nursing	118
心理健康	mental health	49
心理健康教育	mental health education	52
心理评估	psychological assessment	83
心理生理疾病	psychophysiological diseases	76
心理现象	mental phenomena	15
心理学	psychology	15
心理应激	psychological stress	65
心理诊断	psychodiagnosis	103
心理治疗	psychotherapy	96
心身反应	psychosomatic response	67
心身疾病	psychosomatic diseases	76
兴趣	interest	42
性格	character	45
修通	working through	103
需要	need	39

Y

压抑	repression	73
厌恶疗法	aversion therapy	106
一般适应综合征	general adaptation syndrome, GAS	66
医学模式	medical model	3
依赖	dependence	68
遗忘	forgetting	25
应激反应	stress reaction	67
抑郁	depression	68
抑郁自评量表	self-rating depression scale, SDS	93
意识	conscious	6
意志	will	35
应对	coping	72
应对策略	coping strategies	72
应激	stress	33
幽默	humor	73

Z

再教育	reeducation	103
知觉	perception	21
智力测验	intelligence test	90
智龄	mental age	90
智商	intelligence quotient，IQ	90
主观体验	subjective experience	32
注意	attention	30
转移	displacement	72
自怜	self-pity	69
自我	ego	7
自我意识	self-consciousness	47
自信心及社交技巧训练	assertiveness and social skills training	107

参 考 文 献

[1] 蒋继国. 护理心理学 [M]. 北京：人民卫生出版社，2004.

[2] 姜乾金. 医学心理学 [M]. 北京：人民卫生出版社，2005.

[3] 周郁秋. 护理心理学 [M]. 2版. 北京：人民卫生出版社，2006.

[4] 胡佩诚. 医护心理学 [M]. 2版. 北京：北京大学医学出版社，2008.

[5] 姜乾金. 护理心理学 [M]. 杭州：浙江大学出版社，2006.

[6] 秦爱军，盛秋鹏. 医学心理学基础 [M]. 北京：高等教育出版社，2005.

[7] 徐传庚. 护理心理学 [M]. 北京：中国医药科技出版社，2009.

[8] 陆斐. 心理学基础 [M]. 北京：人民卫生出版社，2002.

[9] 曹海威. 心理学基础 [M]. 北京：科学出版社，2004.

[10] 郭争鸣，梁琼芳. 医护心理学 [M]. 北京：北京大学医学出版社，2005.

[11] 娄凤兰，曹枫林，张澜. 护理心理学 [M]. 北京：北京大学医学出版社，2006.

[12] 彭聃龄. 普通心理学 [M]. 北京：北京师范大学出版社，2001.

[13] 马存根. 医学心理学 [M]. 北京：人民卫生出版社，2002.

[14] 李鸣杲，金魁和. 医学心理学 [M]. 辽宁：辽宁科学技术出版社，1987.

[15] 刘志超. 医学心理学 [M]. 北京：人民卫生出版社，2003.

[16] 张厚粲. 实用心理评估 [M]. 北京：中国轻工业出版社，2005.

[17] 曹枫林. 护理心理学 [M]. 北京：人民卫生出版社，2007.

[18] 姚树桥，孙学礼. 医学心理学 [M]. 5版. 北京：人民卫生出版社，2009.

[19] 姜乾金. 医学心理学 [M]. 4版. 北京：人民卫生出版社，2004.

[20] 陈力. 医学心理学 [M]. 北京：北京大学医学出版社，2003.

[21] 张亚林. 行为疗法 [M]. 贵阳：贵州教育出版社，1999.

[22] 白洪海，薛花. 医护心理学基础 [M]. 2版. 北京：科学出版社，2008.

[23] 李丽华. 心理与精神护理 [M]. 2版. 北京：人民卫生出版社，2008.

[24] 李映兰. 护理心理学 [M]. 北京：人民卫生出版社，2008.

[25] 钱明. 护理心理学 [M]. 北京：人民军医出版社，2008.

[26] 肖丹. 心理学基础 [M]. 2版. 北京：人民卫生出版社，2008.

[27] 杨萍. 心理与精神护理 [M]. 北京：人民卫生出版社，2008.

[28] 朱红. 实用心理护理技术 [M]. 太原：山西科学技术出版社，2006.

[29] 李心天. 医学心理学 [M]. 北京：中国科学技术出版社，1988.

[30] 刘晓虹. 护理心理学 [M]. 上海：第二军医大学出版社，1998.

[31] 戴晓阳. 护理心理学 [M]. 北京：人民卫生出版社，1999.

[32] 张渝成. 大学生心理健康与成长 [M]. 重庆：重庆出版集团，2007.

[33] 王洪杰. 护理心理学 [M]. 合肥：安徽科学技术出版社，2009.

[34] 马存根. 医学心理学 [M]. 2版. 北京：人民卫生出版社，2006.